醫生這樣教你養生

360° 身心靈整合療法

醫學博士・整合醫學權威

胡宗明 醫師 編著

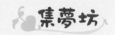

醫生教你這樣養生——360° 身心靈整合療法

出版者●集夢坊

作者●胡宗明

印行者●全球華文聯合出版平台

出版總監●歐綾纖

副總編輯●陳雅貞

責任編輯●古振宇

美術設計●陳君鳳

內文排版●陳曉觀

國家圖書館出版品預行編目（CIP）資料

醫生教你這樣養生 ——360° 身心靈整合療法 /
胡宗明編著.

-- 新北市：集夢坊出版，采舍國際有限公司發行
2016.10　面；　公分

ISBN 978-986-92750-7-1（平裝）

1.心靈療法 2.心身醫學

418.98　　　　　　　　　　　　105014623

台灣出版中心●新北市中和區中山路 2 段 366 巷 10 號 10 樓

電話● (02)2248-7896　　　　傳真● (02)2248-7758

ISBN ● 978-986-92750-7-1

出版日期● 2017 年 1 月三版五刷

郵撥帳號● 50017206 采舍國際有限公司（郵撥購買，請另付一成郵資）

全球華文國際市場總代理●采舍國際 www.silkbook.com

地址●新北市中和區中山路 2 段 366 巷 10 號 3 樓

電話● (02)8245-8786　　　　傳真● (02)8245-8718

全系列書系永久陳列展示中心

新絲路書店●新北市中和區中山路 2 段 366 巷 10 號 10 樓　　電話● (02)8245-9896

新絲路網路書店● www.silkbook.com

華文網網路書店● www.book4u.com.tw

跨視界 ‧ 雲閱讀 新絲路電子書城 全文免費下載　新‧絲‧路‧網‧路‧書‧店 silkbook●com

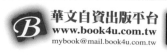

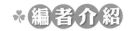

深藏不露的小地方大醫師

「副座在嗎?」

胡宗明醫師位在花蓮的辦公室訪客川流不息,每個進門的人很難不注意到牆上掛著自然山水畫與蒼勁有力的墨跡「∞」(無限符號),這是自然老師給胡醫師的期許⋯⋯

然後是滿屋子的書籍以及能量儀器,空氣中飄著令人振奮的芳香氣味,那是來自近兩年胡醫師親自打造的精油品牌「Namaste」複方「息息相通」,這是陳淑老師教胡醫師的⋯⋯

不經意的發現原來有個奇妙的音律在角落持續發送,「這個叫做微宇宙音樂與藍道瑪地球頻譜儀,針對不同的身心狀態設計,播送地日月、木火土金水(五行)、七脈輪、十二經絡等不同頻率的音樂,來達到平衡共振的日的」這是胡醫師跟謝汝光校長學的⋯⋯

胡醫師熱情的解說著⋯⋯

胡宗明醫師大學念的是西醫,求學期間,氣功與中醫針灸、聖經、佛經、奧修等令人大開眼界的宇宙萬物比西醫還要吸引他,尤其「能量」能夠治病這件事在周遭經驗中屢見不鮮,舉凡通靈、起乩、穴道、氣等難以解釋的事,以及要如何證明治療因果?如何量測?如何操作使其重複發生?這些疑問在他的心裡埋下了追求科學與療癒本質的種子。

在那個整體醫學還被認定是「另類」醫學的年代，當國外對順勢療法、自然療法、花精等方興未艾時，國內對於傅爾電針、生物能都還非常陌生，胡宗明不但投注大量的時間與金錢取得美國自然醫學大學博士學位、美國催眠治療師學會催眠師等資格，在台北著名的自然醫學專家東西整合醫學中心何逸僊院長底下學習能量與自然療法，甚至收藏了歷代的生物能檢測儀，並且盡可能的涉獵所有可能有利於改善病人狀態的自然療法，舉凡東方人熟悉的經絡、針灸、反射區療法、整骨療法，或是近代西方的巴哈花精、芳香療法、營養療法、螯合療法、催眠療法、生物能信息醫學、虹膜學、音樂療法等，都在他的涉獵範圍內。也因此就在 2013 年開始有人找上他，像是與生技公司合作開發蜆錠，與醫美、健檢診所合作的養生規劃，與美商合作擔任內部訓練講師，與大專院校合作開設整合及輔助療法課程，接著一本專為專業醫療人士設計的《長生美學醫學會期刊》發行了，其中包含序化醫學、ATP 細胞能量機、3D-MRA 等議題，吸引不少來自大陸的學者主動索取。

行事習慣低調的胡醫師為了教學方便，將近代較受歡迎的幾樣整體療法匯集概略集結出版了一本《整合及輔助療法入門寶典》，由於內容化繁為簡，精要易懂，不但獲得整合及輔助療法課程學生的喜愛，更吸引許多對整體療法全然無概念的一般人的

投入。身處以藥物治療為主的大型醫院之中，胡醫師依然堅信身、心、靈、氣的全人整體醫學觀點才是最終的答案。精神病、慢性病及其他疾病的控制、治療，抑或是預防、保健，都必須要予以身、心、靈等各層面的輔導或矯正，才能達到整體的照顧。他也善加利用自己身為治療者的角色，將芳香療法、音樂療法等導入自己所負責的病房，使更多醫護人員對整體醫學產生興趣甚至加入這個領域。

在科技發達的今日，自然醫學是融入以強調身、心、靈、氣四者並重的整體醫學（整體、完整、全方位），利用精密且非侵入性的儀器，對人體五臟六腑做功能性的評估和診斷，並以溫和的方法應用天然物質調理、改善和激發人體與生俱來的自癒能力，以達到康復的目的，或因此使慢性病和癌症病人得到身心舒緩，更積極的還有延緩老化及預防癌症和慢性疾病的功效，如何將這些知難行易的資訊無痛的傳遞給一般大眾是胡醫師目前最大的挑戰，他夢想著結合周遭對於整體醫學懷抱熱情的人一起合作，持續不斷的付出與再進修，將這股正能量像滾雪球般越滾越大，那個師法萬物與宇宙韻律合一的健康自然能夠到來。

頻率對了，身體自然健康

　　胡宗明醫師是我非常敬佩的醫師。他默默地在花蓮從事醫療工作近二十年，讓精神疾病患者安居樂業。相信胡醫師目前從事整合醫學的工作也會有很大的突破。

從事整合醫學，最重要的是必須要有宇宙觀

　　萬事萬物皆有其自身的頻率。而以頻率的角度運用在整合醫學上，則很容易了解事物的真相以及彼此間的對應關係。

　　宇宙中最重要的法則是「自然諧和律」。大至整個宇宙行星運轉，小至原子序的排列，以及 DNA 的運作，都是依循自然諧和律的規則進行的。因此，若能夠了解自然諧和律的規則行事，就能夠在醫學、農業、科學，及生物製劑上有所突破。

自然諧和律（陰陽平衡）的產品是整合醫學最重要的指導方針

　　目前任何有副作用的產品皆是不符合自然諧和律的原則，即陰陽不平衡。

　　「藥品」也必須合乎「樂」律，合乎「樂」律的藥品可使身體產生自然諧和的功能。依照「樂」律的概念來製作的產品是不

會有副作用的。

「時間軸」的概念

「萬事萬物皆有固定的軌道及其運行的時間表」，例如：

(1) 七脈輪每日時辰運行的時間表。

(2) 十二經絡每日運行的時間表。

(3) 腦波每日運行的時間表。

(4) 稀有元素及礦物質每日運行的時間表。

合乎規律的時辰運行對應的自然療法，則有事半功倍之效。

「立體時空」的概念

整個宇宙是依循立體時空的規則運行著。

銀河系為九次元以上之時空運行，是謂先天：$[\delta;\zeta]$ 波。

太陽系屬於八次元以下之時空，是謂後天：$[\alpha;\theta]$ 波。

生物進入了九次元之時空便可以穿梭於過去、現在、未來。以高維度時空運轉規則的量子技術應用於整合醫學上，是可以有非常大的突破。

運用高次元時空運行的概念思維，製作生物製劑、稀有元素、礦物元素，還有標靶治療的藥物，即會有很大的突破。電磁波、輻射波、藥物、農藥，及食品等各方面，皆可通過高維度時空之

自然諧和律的運行來提升其功能，降低副作用。戰爭危機、天災地變、免疫功能下降、溫室效應皆由於是違反自然諧和律的運作。而這些問題只要通過自然諧和律的運作即可得到解決。希望自然諧和律的概念能夠讓胡醫師對整合醫學有所突破提升。

　　胡宗明醫師此本整合療法一書內容簡單又清楚，是一本值得閱讀的好書，特此推薦。

亞洲音樂治療聯盟

謝汝光　主席

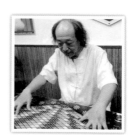

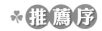

好書、好學習
知健康、行健康、得健康

醫療越進步，民眾越健康？

在台灣，政府自 1995 年開始實施「全民健康保險」，逐步提供普及全民各西、中、牙醫領域絕大部分的疾病照顧。初始國民負擔不高，能得到極豐富的疾病處理，人人稱道，曾逾 80% 的民眾為此項施政叫好，亦在全世界各國醫療照顧的評比中名列前茅，堪稱典範！

在這種主流西醫主導、以疾病為主要處理對象的「全民健保」施政下，理應全民得病的越來越少、越來越輕、病癒的越來越快才是！但實施健保逾 20 年來，只見：中、大型醫院越建越多、越蓋越大，專科越分越細，醫藥花費越來越貴，而病人卻越看越多，門診部人山人海、住院部一床難求⋯⋯。政府實施全民健保的年度經費由 1995 年開辦時 1640 億元，第二年 2264 億，滿十年時 2005 年 4080 億，2015 年滿 20 年時已增加高達至 5908 億元！！據統計，2010 年 5077 億元中，超過 95％ 的全民健保經費是用在「疾病的診斷、疾病的治療與疾病的復健」，因此稱為「全民疾病保險」實不為過。

未來醫學發展趨勢——整合醫學與健康促進！

這種以「疾病醫學」為主，亡羊才補牢的政策下造成健保財務虧損的黑洞日益嚴重。大家都苦無良策，僅在「戰術」層次上開源節流，這種「治已病為主，防將病為輔，不知未病為何」的策略不變，健保入不敷出導致破產的結果終將勢不可免。只有虛心面對、檢討並全力推動新的「戰略」——用科學的精神、實證的方法，在評估健康、調理健康及促進健康方面多下功夫；由被動的疾病醫學、消極的預防醫學走向積極的健康醫學；以推廣「整合醫學」的方法來達到「促進健康」的目的——這才能使當下的「全民疾病保險」走向真正的「全民健康保險」！

如何運用整合醫學來遠離疾病，擁抱健康？

在評估健康方面：以往以化學、影像及病理變化做確定疾病診斷的主流西醫可能有所不足、不夠敏銳。民眾則普遍被教育成認為：平日多量血壓、定期驗糞便、測血糖、檢驗血液生化變化，甚至進一步的內視鏡、超音波、電腦斷層……不同原設計來「診斷已病」的方法就是能更早「評估健康」最有效的方法！其實自然醫學、順勢醫學（同類療法）、中醫、印度醫學、功能醫學、生物能信息醫學……，無論在病史、生活史、家族史、地理環境、氣候變化的詢問分析、病人體質的分類及判斷……，簡易而不失

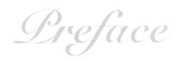

準確的理學觀察及檢查、更深度的化學及物理學檢測……方面，均可提供更多了解疾病及評估健康的方法。

在調理健康方面：以往以對抗療法為主，常常人病兩傷、較多偏鋸箭法的治標治病、較少全盤從基礎改善體質以治本的主流西醫可能方法有限，力猶未逮；一般性的清飲食、重營養、勤運動、減體重、少菸酒、多開心……養生原則又略嫌空洞。上述諸多傳統、古老的醫學及方法，配上祛邪的大腸水療、高溫療法、水療……，扶正的飲食療法、營養醫學、分子矯正醫學……，調整氣血的整脊、氣功、瑜珈、芳香療法……，由心靈著手的花精療法、色彩療法、音樂療法、意念療法……方法提供了豐富的協助治療疾病、調理及促進健康的作為及效果。

好書、好學習——人人知健康、行健康、得健康

剛開始，面對這麼多浩瀚廣博有關身心健康的理論、評估及調理健康的方法，大家都有面臨困難：不知該如何開始去接觸、學習及運用！很高興看到胡宗明醫師的這本著作：非常難得將當今世界各地常用的二十幾種非主流西醫領域、但對評估及促進健康卻相當有助益的方法，一一消化後又很專業的加以介紹，既精實、又詳盡，且實用。內容豐富，易懂、易學、易據以施行。無論是醫療人員為了治療疾病、健康專業人員為了促進健康，或一

般民眾為了自我保健，都是一本極難得的入門書，值得大家人人皆人手一本！

　　胡醫師是國防醫學院及慈濟大學的傑出校友，除了在精神醫學領域具有相當的專業及管理地位外，又秉持仁醫當多行仁術的胸懷，在自然醫學領域不斷專研精進，雖滿腹經綸、學富五車，卻虛懷若谷、待人謙和有禮。身為校友及同道，很榮幸、也很高興為他這本內容豐富而難得的新書為序，一表敬佩與祝賀之意！

中華整合醫學與健康促進協會理事長

內科專科醫師、心臟學會專科醫師、心臟學會專科指導醫師

美國自然醫學會自然醫學認證醫師、同類療法認證醫師

法國 CEDH 中心順勢療法認證醫師

台北 完全優整合醫學診所院長

前三軍總醫院醫務長兼代 國防醫學院醫學系系主任

前財團法人為恭紀念醫院院長

林承箕　醫師

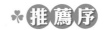

順天應人乃生存養生之道

　　第一次見到胡醫師的時候，我感覺有點像是看到了年輕的自己，有著「孜孜不倦」作學問的精神，勤奮不懈地作一個好好醫師、努力作一個好丈夫與稱職的父親。與胡醫師多年相處下來，證明了我當初的直覺百分之百正確。

　　我在35歲時，當時的中醫泰斗馬光亞教授送我四個大字「精研靈素」，旁邊小字寫的是「靈素為中國醫學之基本典籍，不易得其奧蘊，羨孜孜不倦有獨到之功，故濟人如萬家生佛也」，三十年來，我真的絲毫不敢怠惰，也因此讓我在寫作《圖解內經》時，以「仰望師恩之作」的心情完成出版。如今有幸為胡醫師的《醫生教你這樣養生》作序，仔細的檢視目錄的主題，幾乎與《內經》的五大療法之一的「導引按蹻」不謀而合。第一次和胡醫師見面時，他是我的患者，後來從我而學，如今已經超過我所知所能，尤其是「謙謙靄靄」的處世之道，更是我望塵莫及，兩人如今是摯友也是兄弟，切磋琢磨，死而後已。

　　腦脊髓液（CSF）保護我們的腦與脊髓和提供部分營養之外，它的酸鹼度也會影響我們的呼吸。人腦有四個腦室，左右大腦室、中間有第三腦室，其下有第四腦室。大腦的脈絡叢分泌腦脊髓液，到第三腦室及第四腦室再逐漸增加。腦脊髓液每天的分泌量約

400 ～ 600 c.c.，腦脊髓內維持著約 80 ～ 150 c.c.。腦脊髓液在腦部有與心臟一樣的韻律跳動，血液從心臟出來以後，經過循環到了腦部，脈絡膜先過濾血漿，再分泌出腦脊髓液，因此可知腦脊髓液是血液來的。腦脊髓液氫離子的濃度會影響呼吸，每分鐘分泌出 0.3 ～ 0.4 c.c.，大約 4 小時左右新陳代謝。《神鬼認證第四集》特殊情報員都要每 4 小時服一次藥丸，藍色藥丸促進腦脊髓液運轉腺，綠色藥丸強化心臟及橫隔膜的肌肉功能。任督二脈督導著十二經脈，就是以腦脊髓液（CSF）的生體作業為基礎。

地球與月亮兩者成形於 44 億 7000 萬年前，地球與月亮互相影響運轉的方式，地球從開始的一圈 5 小時，演化出現在的一圈 24 小時。地球繞著太陽轉動，維持著 23.4 度軸心運轉，才能獲得春夏秋冬四季變化。金星維持著 177 度軸心運轉，則一年四季都一成不變的。天王星維持著 99 度軸心運轉，則一年分二季，夏季溫度 50 度的高溫炎熱，冬季溫度零下 255 度的酷寒冷凍，都是不會有生物存活的地方。黃道傾斜角，影響四季變化與人的一生的身心靈，《內經·淫邪發夢篇》「上盛則夢飛，下盛則夢墜」，心肺有恙多夢飛翔與戰鬥，肝腎過勞多夢跌（墜）落與失敗。丹田小腸以環行肌自動舒縮為主的分節運動，屬於節律性運動的收縮和舒張，食糜在的腸管上，由環行肌同時收縮，將食糜分成許多節段，然後，收縮部分開始舒張，舒張部分開始收縮，反覆再

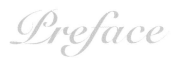

三進行，混合食糜與消化液，腸粘膜對消化產物得以吸收。空腹時幾乎沒有分節運動而只有蠕動，進食後分節運動逐漸變強。常在一段小腸內進行約 20 分鐘，很少向前推進，像胃內之的食糜一樣，由幽門向賁門反覆地推動幾十分鐘，才注入小腸，這種類似反芻的消化運動，幾乎要配合緩和地飲食習慣，酗酒與暴飲暴食都會傷害胃腸的節律性運動，胃食道逆流是最常見的初期症狀。

女人的月事似月亮陰晴圓缺與潮汐漲退，男人的命事似太陽冷涼寒熱春夏秋冬《溫病條辨》用四方治婦女經水適來之症①發痙者竹葉玉女煎②餘邪不解護陽和陰湯③暮微寒熱加減復脈湯仍用參④瘀熱在裡加減桃仁承氣湯。《金匱要略》有五法一方，學者審證定方，以此類比推敲，合其陰晴圓缺，適其冷涼寒熱，則可多安百年身，正是天行健以自強不息。女人月經來時，大部分人的瞼結膜會充血，月經過後就退了。少數體質比較過敏的女孩子，月經來時眼睛球結膜還會泛紅。因此我們可以了解，結膜、耳膜等都是黏膜，屬自然免疫系統，任何「風吹草動」都有感覺，其實那是正面對身體的警訊，要問自己的生活習慣是否有問題，一定要強化自己去改變它：活動、運動、娛樂、度假都很需要改善自己的生活韻律。人的器官只要因一個疾病壞了，其他的器官會逐漸兵敗如山倒，最後只是醫師所定死亡的病名不同，99% 都因多功能衰竭而死亡。如果有一個器官很強，其他的器官就會輔

助。《溫病條辨》「人身之氣血與天地相應，故瘧邪之著於人身也，其盈縮進退，亦必與天地相應。如月一日發者，發於黑晝月廓空時，氣之虛也，當俟十五日愈。一氣來復，白晝月廓滿之時，天氣實而人氣復，邪氣退而病當愈。設不瘥，必俟天氣再轉，當於月盡解。如其不瘥，是本身之氣血，不能與天地之化機相為流轉，日久根深，牢不可破，故宜鱉甲煎丸急治瘧母也」。

電影《天聲男孩》斯泰在男童合唱學校要學習樂理與歌唱技巧，更要融入精英團體，老師們嚴厲的指導著擁有天籟般的嗓音男童們，每天醒來就練習，週而復始……心境與音樂，一開始要如根苗（Out）脫俗， 再來就是如秀花（Over）涵蓋全場 ，最後如果實（Through）穿透人們的耳際與心靈，就如同《論語·子罕篇》第 21 章「苗而秀而實」。《論語·八佾篇》第 3 章「樂其可知也：始作，翕如也；從之，純如也，皦如也，繹如也，以成」，音樂與紀律、快樂與熱忱、喜愛與團結，編織於團員們與演唱的整個教堂裡。《論語》中的「樂」有 48 個，卻有三種發音。《論語·季氏篇》第 5 章「益者三樂，損者三樂；樂節禮樂，樂道人之善，樂多賢友，益矣。樂驕樂，樂佚遊，樂宴樂，損矣」，裡面的十一個樂字，有八個是躍躍欲試的「樂」。《論語·雍也篇》第 21 章「知者樂水，仁者樂山」兩個快樂的「樂」，《論語·學而篇》第 1 章「有朋來，不亦樂乎」只有一個音樂的「樂」。人

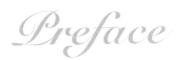

Preface

人都有歌唱天分，也有好的耳朵與閱讀能力，但要有非常渴求著音樂的感覺，才得以圓周印證生（Circle）命中的圓滿。《論語·憲問篇》第 14 章「樂然後笑，人不厭其笑」聲音（Sound）是以喉嚨為主，和弦（Chord）則以橫膈膜為主，橫膈膜負責 70% 的吸氣功能，但是，沒有腹部的肌肉群等輔助呼氣，就如同有天分與努力的學習過程，是如影隨形。

　　謹此供本書的讀者們參考，登堂入室，更上層樓！

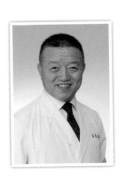

暢銷養生書作家
李家雄 中醫師

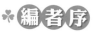

整合醫學——新時代的好選擇

　　2014 年初，因緣際會下，編者與推廣音樂療法長達數十年的謝汝光教授有了第一次接觸，從此開啟了對音樂療法的全新視野。

　　在信息醫學裡面，有個核心的概念，那就是萬物均為粒子所組成的非固定狀態，粒子與粒子之間的輕微移動將產生微弱的振動，這個振動在目前的科技是可以被量測出來的。也就是說，人體細胞各有各自的振動頻率，無時無刻都在進行微小的振動，特別是心臟、大腦、胃腸處的細胞振動更加劇烈。再加上神經系統、血液的運輸與傳遞、新陳代謝等人體三大主要韻律使這些振動變得有如合唱一般，配合著地球自轉、月球引力、太陽變換將會有不同的微調。

　　當人體機能失調，這個大合唱也會變得走調，若能透過適當頻率的音樂來與細胞產生共振，就能使原本混亂的粒子整齊一致起來，進而調節生理節奏使身體恢復到正常狀態，幫助治癒疾病。

　　而這種除了共振音樂以外，編者工作團隊也與 Namaste 的資深芳療師陳淑老師，攜手找出能對應共振音樂能量頻率的精油，相互搭配將能在調整人體的共振上收到事半功倍的成效，透過本書中教學計算出個人的生命靈數，或是使用能量信息儀器檢測出脈輪狀態或是經絡的實虛，作為選擇精油的手法，甚至選擇整組

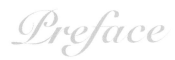

濃度 10％且可直接使用於皮膚上的精華油，透過直覺或抓週的方式來使用也是相當建議的作法。

　　《整合與輔助療法入門寶典》問世時，由於用途僅限於編者演講授課輔助教學使用，並未於一般消費通路上架。各方好友將首刷索取一空後要求應上架銷售以饗更多對整合醫學有興趣的讀者，於是推出第二本書《醫生教你這樣養生──360°身心靈整合療法》追加介紹了生命靈數、共振音樂、自律神經功能檢測儀器的簡介……無論是您是否有接觸過整合醫學，此本書都能幫助您獲得更多的整合醫學資訊。

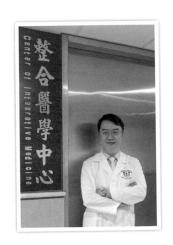

醫學博士
胡宗明

目錄

CHAPTER 1 由外而內的治療法

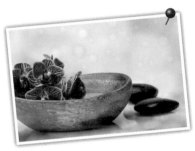

CHAPTER 2 由內而外的治療法

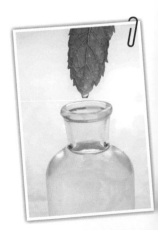

Contents

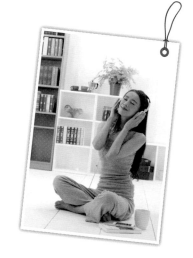

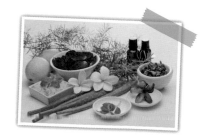

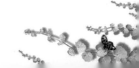

導 論

　　臨床工作上接觸到病患，習慣上先詢問一下病患到我這裡來就醫之前曾經接受過哪些治療，幾乎九成以上的病人都會先帶去各大宮廟求神問卜，或是服用大量的中草藥，最後他們發現在症狀改善上沒有太大成效，於是回到西醫的面前。

　　事實上除了重大疾病，許多人在處理身體上的不適時，也經常會自行採用另類療法，例如中暑要刮痧，感冒要喝薑湯，慢性肩背痛去整脊，嬰兒睡不好要去收驚之類。或許有人認為這只是老一輩人落伍的民俗療法，成效來自於心理作用，但是這些未經科學驗證的治療方法產生療效卻是不爭的事實。

　　我們熟悉的拔罐、刮痧、整脊、針灸以及我們不熟悉的阿育吠陀、花精療法等，到底這些算不算是另類療法？跟整合療法又有什麼不同呢？

　　另類療法是用來描述一群會隨時變動的診斷法和治療法，它們之所以被視為非傳統是因為在過去，這些領域主要是提供正統西醫以外的另一選擇或對比，因此被集體的合稱「另類醫學」，世界衛生組織為另類療法下的定義就是：泛指治療方法 (approach)、操作應用 (practice)、知識及信念，包括植物、動物、

醫生教你這樣**養生**
360° 身心靈整合療法

礦物為主的醫療、心靈療法、操作技術及運動。

　　而整合醫學一詞是在西元 1990 年代初期開始頻繁地出現，它的出現是為了改變醫學的導向，從「疾病為本」轉換為以「療癒為主」的醫學系統。不管它的來源是傳統或是另類醫學，整合醫學既不拒絕傳統醫學，也不一昧不求的接受另類醫學。所以整合醫學是一個新的全面性醫學，把病人置於醫生與病人關係的中心。整合醫學展現重視病人對健康與疾病的看法，讓它比傳統更具有能與病人親近的優勢。

　　西元 1998 成立的美國「國家輔助及另類醫學中心」(National Center for Complementary and Alternative Medicine) 將整合療法分為五個範疇：

❶ 另類醫學：泛指有完整理論基礎及臨床實務的醫學，如中醫、順勢醫學及印度醫學、螯合療法、營養療法、內分泌平衡療法（賀爾蒙取代療法 HRT）、針灸、大腸水療。

❷ 身心療法：泛指促進心靈能力的療法，如藝術療法、祈禱、花精療法、醫學芳療等。

❸ 生物療法：泛指利用自然界的物質，如草藥及健康食品、生機飲食、過敏食物篩選、酵素療法。

❹ 操作及身體療法：泛指用手或移動身體的操作治療，如整骨及按摩。

5 能量療法：分為兩類型，一為生物場療法，利用能量來治療，如氣功及靈氣；二為生物電磁場療法，如磁療、傅爾電針、能量轉換（尿）療法、低頻療法、磁玉色三合一療法等。

與主流西方醫學相較，整合醫學有些特質較為凸顯，例如：以患者為主，治療方法是整體性且整合一致的，強調病人的責任，飲食與營養，身體功能的恢復重於病徵或疾病的治療，低毒性或自然而無副作用的療法，重視身體與生俱來的自癒能力，強調生活方式的改善。

更深入的探討，整合醫學有它整合身心靈的意義。疾病的發生，從某個角度而言，就是身心靈遭受創傷而肢離破碎，重新把破碎的身心靈結合為一其實就是整合的意義，接著將一一介紹各種自然療法。

Chapter 1

由外而內的治療法

1 經絡與針灸療法
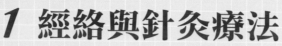
Meridian and Acupuncture

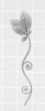

　　根據《史記》記載，中國古代名醫扁鵲最初診脈時並沒有固定部位，只要體表動脈淺處部位都可以診，後來才改成以寸口切脈為主（將食指、中指和無名指放在病人腕部的寸、關、尺部位，由此可以診斷人體內臟的疾病），這個方法一直沿用到今天，就算不曾接受中醫治療，也一定從電視電影中看過這樣把脈畫面。

　　能夠從手腕得知身體內臟疾病這套概念源自博大精深的中國經絡系統，而最早將經絡、五行等這些概念系統化為學說的，則是中國秦漢時代的知名著作《黃帝內經》（簡稱《內經》），《內經》有 18 卷，其中 9 卷名為《素問》，另外 9 卷沒有書名的則被稱之為「九卷」、「針經」或「靈樞」。《素問》主要講述自然界變化的規律、人與自然的關係，「九卷」（靈樞）核心內容則是臟腑經絡學說。

　　九卷中《靈樞‧經脈篇》、《靈樞‧經別篇》、《靈樞‧經筋篇》、《靈樞‧脈度篇》，以及素問中《素問‧陰陽應象大論》、《素問‧陰陽離合論》、《素問‧骨空論》、《素問‧經絡論》、《素問‧皮部論》都已經到了實用的程度。這些理論奠定了經絡

學說的基礎，也成為日後自然療法重要的背景知識。

經絡是「經脈」與「絡脈」的總稱。以交通幹道來譬喻，「經」，就像是省道，溝通內外，是經絡系統的主幹。「絡」，則如同縣道、鄉道、產業道路，如同蜘蛛網絡，絡脈是經脈的分支，比經脈細小，縱橫交錯，遍布全身。經絡內屬臟腑，外聯絡肢節，溝通內外，貫穿上下，將人體各部分組織器官聯繫成為一個有機的整體；並藉以運行氣血，使人體各部分器官功能保持協調和相對平衡，簡單說經絡就是聯繫臟腑、溝通內外、運行氣血的人體調控系統。

當人體感覺到不舒服甚至是生病時，一般我們習慣腳痛醫腳，頭痛醫頭，在經絡系統裡面卻往往不是如此，以下很簡略呈現症狀對應的經脈，讀者可以嘗試著找出對應的經絡，在該段時間讓身體好好休息以緩解症狀。

簡易辯證

西醫習慣用症狀來描述身體不適情形，東方醫學則用「證」來判斷整體體質。「證」大體分為「虛與實」，虛證者多沒體力，平時以虛弱症狀表現為主，實證者則相反，多體力充沛、精神亢奮，讀者可以透過幾個方面來判斷自己屬於何種體質，如聲量大小（大者為實小者為虛）、皮膚乾燥（偏熱）或濕潤（偏寒）、

臉色紅潤或白紫、臉型寬大或細小、聳肩或塌肩、手腳是否多汗、指甲平滑或凹凸不平、脖子粗細、便祕與否、排尿次數、經期前是否疼痛、生理期是否規律、步行姿態、髮質軟或粗硬、身體是否柔軟、是否口乾舌燥、是否腹脹、食慾如何等等，通常沒有上述情形的人較為健康。

　　與十二經脈相關的症狀對應，當身體發生某些不舒服的症狀時，按壓某些對應的經脈穴道能緩解症狀，甚至於該經脈運行時讓關聯器官休息，能有效休養生息，例如呼吸不順、口乾、手大拇指不靈活、易感風邪、痰多等症狀發生時，按壓手太陰肺經脈，或於凌晨三點至五點（寅時）處於休息狀態，讓肺經相關器官如肺、大腸、喉嚨等部位進行保養工作，通常這期間也是咳嗽最劇烈的時候，盡量避免服用抑制咳嗽的藥物。

　　若發生排便不順、眼黃、鼻水或鼻血多、牙齒痛、頭痛、暈眩、肩臂痛等情形，則按壓對應腸胃的手陽明大腸經脈，或於凌晨五點至七點（卯時）讓身體進行排空的工作。

　　而若是容易疲倦、臉黑、哈欠、嘆氣多、腹脹、食慾不好、暴飲暴食、膝腳酸痛，可按壓足陽明胃經脈，並且在早上七點至九點（辰時）間完成早餐進食的任務，因為這時段小腸吸收力最好，這也是為何俗諺總是交代早餐一定要吃的好的原因之一。

　　發現有嘔吐、黃疸、舌痛、舌硬不靈活、倦怠、腹大、記憶

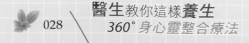

力不好等情況時，透過走足太陰脾經脈，來幫助胃腸將營養遞送至全身器官，上午九點至十一點（巳時）就是脾經運作時間，現代人常見的富貴病如糖尿病等，大抵是這個經脈出現狀況。

心情不好、咽乾、眼黃、心痛、脇腹痛、手心汗多這些症狀是現代人最常見的，對應的就是手少陰心經脈，關聯的臟器就是心臟，在中午十一點到下午一點之間，如果能夠讓自己小憩一下，在精氣神方面的保健很有益處。

體力不好、臉頰種、手腕腫、重聽、耳周圍疼痛或麻木、偏頭痛，對應手太陽小腸經脈，臟器則是與小腸、心臟互為表裡，在下午一點到三點之間（未時）大量進行營養的吸收與供給，如果這時剛好來點超營養的下午茶甜點，身體吸收效率會更高。

當發現有腰腳無力、易掉淚、腰腳痛、背痛、神經痛、痔瘡、排尿不順，可從足太陽膀胱經脈下手，這是最大的一條經絡，自然影響人體也相當廣泛，也是主要排毒管道，在申時也就是下午三點到五點之間，如果可以盡量多喝水能幫助體內排出毒素。

至於喜歡躺臥、感覺有壓迫感、臉灰黑、耳鳴、有氣無力、口腔熱、咳痰有血、食慾不好的人，在民間最常被聽到的診斷就是腎虧，事實上確實與足少陰腎經脈相關，在酉時也就是下午五點到七點的時間，應避免過勞以及避免過度食用冰品。

情緒不好、臉紅、手指張不開、手心熱痛、頭重、排便不順、

失眠等症狀，可以按摩手厥陰心包經脈，與心經有些差異的是，心經主要針對心臟與心血管方面，心包經主要是針對心臟外層包覆的薄膜與體液，影響較多在精神層面，經常敲打或按摩心包經除了緩解上述症狀，對於女性最在意的蝴蝶袖消除方面也頗有助益，注意在晚間七點至九點之間（戌時）不要進食過於豐盛，容易對身體產生負擔。

元氣不足、臉頰腫、耳痛、重聽、多汗、眼周圍痛等症狀，可以透過按摩手少陽三焦經脈來處理，事實上除了緩解上述症狀，這也是許多人用來美容的經絡，想要保養三焦，最好的方式除了避免在這個時段喝太多水，另外就是在該經絡運行的期間好好的睡上一覺，也就是亥時（九點至十一點）。

你是膽小的人嗎？膽識不佳、臉灰多嘆氣、心脇痛、偏頭痛、口苦、暈眩、偏頭痛等症狀跟足少陽膽經脈息息相關，經常敲打按摩這條經絡，除了加強膽量以外，對於減肥、有掉髮困擾的人也有大大的幫助。夜間十一點到凌晨一點（子時），是膽經運行期間，一定要記得讓身體進入休息狀態，才能讓膽經好好運作。

最後是辛苦的肝，舉凡精神不好、臉青灰、小腹腫、排尿不順或夜尿、眼睛疲憊、胸中苦悶等症狀，大多是因為白天很累夜間又不肯好好休息，導致人累肝更累的狀況，除了經常按摩足厥陰肝經脈，在丑時（凌晨一點到三點之間）讓肝臟好好修復，隔

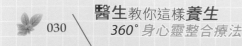

天醒來才有辦法繼續免疫與排毒的工作。

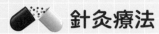 針灸療法

　　經絡不通時，在東方醫學常見使用針與灸來刺激身體表面八百多個對應的穴位，做為保健與治療之用。針灸療法運用到許多傳統中醫的治療方法，包括草藥、推拿、艾灸以及調整飲食和生活方式。東方國家尤以中國與

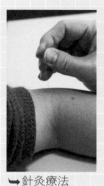
→針灸療法

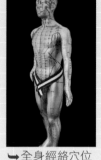
→全身經絡穴位

韓國，使用針灸治療各種急慢症和抒解疼痛、降低血壓和止血等疾病已行之久遠。

　　針灸療法，起源於新石器時代。根據中國傳統醫學，健康的身體取決於一種極其重要的能量循環，這就是身體中的「氣」。這種能量存在於全身的經絡中（十二經），穴位便坐落在這些脈絡之上。當一個器官過度活躍或是機能減退的時候，能量的循環則變得不正常。經脈當中產生了一個堵塞的地方，必須將之打通。所以通過針刺則可以治療病患，使經絡的循環恢復正常。

　　經絡貫穿身體的許多部位，若某條經絡上的任何一點有失調情形，將會影響到該經絡上其他的點。例如牙齒是腸胃經絡的一

部分，因此長牙時的嬰兒很可能同時也會有消化上的問題。

當銀針插進穴位時應該會有痠、脹、麻、重的感覺，如果毫無感覺，可能針沒有插到正確的穴道位置。針灸的方法很多，常用的有針刺法、電針法和灸法。電針法（electroacupuncture），是將針刺入腧穴得氣後，在針具上通以接近人體生物電的微量電流，利用針和電兩種刺激相結合，以防治疾病的一種方法。灸是某些穴位上燃燒艾草，可溫熱和活絡體內的氣。拔罐是將一個用艾草略微燒熱的杯子倒覆在某個穴位上，由於杯內形成近似真空狀態，因此可以將氣血引到該部位。

這種減緩痛苦的治療已經得到了反覆的驗證。這是個非常不錯的方法來治療慢性傳染病或是反覆的結腸炎、失眠、抑鬱症。它還可以改善高血壓、過敏、頭痛、疲勞以及激素的平衡失調。

必要治療次數

剛開始時一星期就診一到二次，然後是一週一次，直到症狀完全消失為止。建議最好每一兩個月能夠複診一次，以重新平衡身體系統，達到防病強身的作用。

2 反射區指壓療法
Reflexology

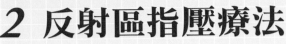

　　早在秦漢時代，按摩就被用來治療經絡不通、四肢麻痺、肌肉緊實等症狀，所以其歷史悠久，一直延續至今，一定有其存在的道理，指壓和按摩屬於非侵入性以及自然的物理療法，只要根據患者的病症，利用雙手或是輔助器具在相關的經穴上或是痛點處施以按壓的動作，即可改善疾病。

　　區域反射療法，最早是在西元 1913 年，由美國耳鼻喉科醫師威廉‧費滋傑羅（William H. Fitzgerald）與艾德華‧包威爾（Edwin Bowers）醫師提出。威廉‧費滋傑羅聲稱，他發現在按壓手腳上的特定區域時，能帶來麻醉的效果。1917 年，兩人合著《區域療法》（*Zone Therapy*）一書，開始推廣這個學說。

　　反射區指壓療法的理論認為，人類的足部及手部的特定區域，都對應到特定的身體器官。因此只要對特定區域進行拍打或是按摩手腳上對應身體各系統和器官的部分，來激發身體本身的修復系統。這些部分稱為「反射區」，而各個反射區則分別對應至不同的身體部位或功能。反射治療師把腳當成身體的迷你地圖，在找到真正的問題點前，他們會專注於腳上。

英國最近的實驗顯示，對術後病患施予反射治療，能加快痊癒的過程。反射治療同時是公認的有效抗壓力治療且是較為人所接受的減輕疼痛方法，尤其是針對慢性疾病或是末期疾病。美國反射治療學院的研究顯示反射治療能夠降低百分之五十的經前症候群。

一些傳統研究同時確認了反射療法的療效。雖然這療法無法取代醫生，但卻是對所有身體系統有益的方式，例如：骨骼、神經、肌肉、心血管、血液、淋巴、呼吸、消化、尿道、內分泌、生殖系統以及感官器官。

身體的反射區域不只在腳部，腳部只是比較容易接觸到的部位。建議每週一次腳底按摩以維持健康，每週 2～3 次能夠對身體問題產生療效。

反射區指壓療法將身體可以縱分成十區，左右各有五個。每一區均是由頭部向下延伸至手腳上的反射區，且是從身體前面至後面，這十區均是能量運行管道，舉例來說，在腳上一個對應腎臟的反射區施壓按摩，就能夠將可能阻滯在此區某一部分（例如眼睛）的生命能量釋放出來，因此按摩腳上的腎臟反射區就可以回復全區的活力和平衡，並改善該區對應器官的功能。所有出現在腳上的反射區也都可以在手上找到。一般來說，由專業治療師施行的全套反射區療程，所有的反射點都會一一受到按壓治療。

而足底的神經透過脊椎與腦與全身相互連結，使足部成為解除能量障礙的理想部位。

反射治療是另類療法中發展最快速的，且在世界各地都可見到它的蹤跡，同時在歐洲的醫院及許多美容沙龍跟 SPA 中心都很常見。

✎ 安全嗎？

反射區指壓療法對每個人都很安全，不過在某些情況下，其治療方式略有不同，例如懷孕時要避開某些反射區。

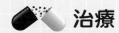

治療

✎ 適用症狀

反射區指壓療法是一種成效極佳的全身醫療系統，兼具預防與治療的功效。對於壓力和因壓力引發的種種不適、情緒困擾、消化問題、循環問題、月經失調、失眠、疲倦、以及大多數的急、慢性疾病均有特別的療效。

✎ 必要治療次數

治療次數因疾病種類及罹病時間長短而異，有些人在短時間內需要連續治療 2 至 3 次，然後慢慢減少為一個月或一個月以上才 1 次。有不少人在毛病痊癒後仍然繼續接受治療，以常保身體平衡。

✑ 治療 DIY

　　用足部按摩器、光腳走在沙灘上或甚至是森林裡都是刺激足底反射區域很棒的方法。

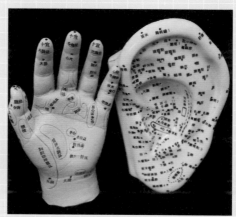

➥穴位對照圖（手、耳）

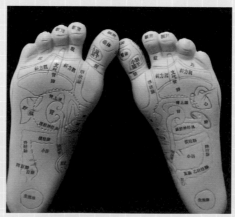

➥器官對照圖（腳底）

3 整骨療法
Osteopathy

　　整骨療法是一種以矯正肌肉和骨骼作為基礎的治療法。整骨治療師們主張，正常、健康的身體會製造出對抗疾病所需的力量，而多數疾病起因是骨骼移位以及肌肉組織和軟骨狀況不良。

　　整骨療法是美國籍的史迪爾（Andrew Taylor Still）根據他在南北戰爭期間所見到的簡陋條件和外科技術，而在西元 1874 年所發明的一種治療方法。他深信醫療應該是一種全方位的行為，也就是治療的對象是整個個體（包括了身心兩方面），而不是僅限於患部的治療。這理論至今仍是這派療法的基礎。

　　整骨療法所根據的信念是，當肌肉骨骼的結構處在正確位置時，身體自然能夠製造抵抗疾病的物質。而當脊椎和骨骼排列不當時，器官可能無法正常運作，血液及淋巴液的循環就會受損。藉由恢復體內的平衡、糾正骨骼和肌肉的錯置和障礙，血液就可以通行無阻地流到各器官，神經系統亦可正常運作，此外淋巴系統也不會有任何停滯現象，而導致體內毒素的堆積。經過整骨治療後，消化、呼吸和各種身體功能都能夠獲得改善。

　　整骨療法的治療方式包括推拿和重力施壓兩種，這兩種方式

都能有效使身體柔軟組織和肌肉放鬆，同時關節也因獲得運動而增加活動性，而在骨骼有錯置情形的部分上，則施以重力按壓。

在整骨療法中，人體能否維持健康與脊椎的形狀關係甚大，與脊椎相關的學說、概念與延伸療法相當的多，其中「顱與薦骨法」（Cranio-Sacral Technique）係一種在顱骨和薦骨的骨骼和肌肉上輕輕按摩，以增進腦脊髓液流動的方法，因為神經系統是浸在腦脊髓液中，藉由調整骨骼使循環及神經系統順暢運作，使有病變的部位自然痊癒，已經有不少復健師、職能治療師或是芳療師從國外將這樣的專業帶回國內，若有機會體驗，將會發現這種調整脊椎方式，已與國人原本認識的整骨畫面不大相同了。

另一個值得一提同樣能調整脊椎的方法，不必倚賴治療師，那就是使用能量足弓墊。學者們發現雙腳是脊椎的地基，足弓角度影響人體姿勢，慣性長期維持錯誤的姿態將使脊椎與整個骨架歪斜，進而影響甚至壓迫神經系統，干擾睡眠，甚至連帶影響內分泌，最終整體的內臟、細胞都受牽連。

這些學者認為尋常如扁平足、高弓足、拇指外翻、X 型腿、O 型腿、退化性關節炎、髖關節慣性脫臼、足底筋膜炎等都意味著身體正在逐步惡化中。

以這樣的論點，他們認為只要透過矯正足弓，讓足弓的立足點到脊椎柱中軸的支撐點，一直到頭顱的顳顎關節的咬合點，三

點維持在一直線，並且分散足底壓力，減緩膝蓋脊椎的受力，不但回復肌肉張力，更能夠長時間的使脊椎平衡，整體骨架慢慢回到正確的位置，進而恢復健康的狀態。

足弓墊的原理在概念上相當容易理解，所以市面上可以找到不少類似商品，只是在選擇上需要注意的是如何找到有效且適合自己的足弓墊產品。

有兩個方法可供辨識，第一種就是蹲足弓墊，並予以拍照觀察。有高低肩問題的人透過這動作，其高低肩的情形立刻就有所改善，或是駝背者，他的駝背角度也會變小。

第二種則是使用生物能檢測儀器，添加了遠紅外線的足弓墊在儀器測試中會發現，其能量數值與一般材質設計均有不同。同樣長期穿著足弓墊，一般認為使用遠紅外線能增加使用者細胞的活化，對於回復健康的效果會更加顯著。

安全嗎？

整骨療法對於各年齡層和各種健康狀況的人都很安全，但仍然有某些情況不宜使用，包括發炎、骨質疏鬆症等骨科疾病。

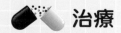

治療

適用症狀

頸部和背部問題、肌肉骨骼疼痛、循環和呼吸問題、抑鬱、

消化不良、便祕、發炎、偏頭痛、關節痛、噁心、神經痛、坐骨神經痛、疲倦、某些皮膚病、經期及經前不適、壓力和濕疹等。藉由整骨療法的治療可以將精力及幸福感回復到最高程度。

必要治療次數

大多數毛病通常治療三到五次就可以矯正，不過長期或慢性病可能需要多次治療。

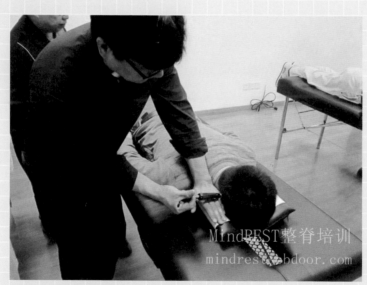

➥感謝孫明豪醫師提供

醫生教你這樣**養生**
360°身心靈整合療法

4 中藥
Traditional Chinese Medicine

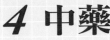

　　東方人對中藥並不陌生，也經常將中藥與中醫劃上等號，但事實上世界衛生組織（WHO）已將中醫療法獨立出來，故正規的中醫療法不屬替代療法，但有些療法既會被正規的中醫使用，有時也被民間非中醫人士使用，有些也逐漸被現代醫學採用；只是這些不同的使用者用的是不同的理論。如針灸，除了傳統中醫以傳統的針灸學理論使用以外，亦有使用現代醫學理論施針者。因此針灸既歸於中醫療法，也歸於替代療法。再如推拿，除了一些中醫師會使用以外，亦有民間的推拿師。因此推拿既歸於中醫療法，也歸於民間療法。

　　中藥材的使用原理，是依專業的中醫醫理為基礎發展而成，中醫裡面將身體分為寒、熱、虛、實等體質，還有五臟六腑等區別，對應到中藥的使用。

　　辨別體質是使用中藥的第一步，甚至春夏秋冬不一樣的節氣，使用中藥的藥材也不一樣，當正確的中藥使用在應該對應的體質，藥補的效果才會發揮出來。

　　若在家中自行煎藥時，這些中藥材是否要先清洗？該怎麼

洗？藥材是否要先浸泡？該泡多久？煎煮中藥材時，加水的比例要如何掌握？煎煮時的火候又要怎麼拿捏？燉煮的材質要選用哪種比較好？煎煮好的湯藥又該如何服用？加熱的原則為何？服用中藥時是否有什麼禁忌？其實，這些都存在一定的法則與學問。

由於中藥煎劑熬煮不易，於是當日本研發出用大鍋煎煮藥材再濃縮、混合藥粉、包裝出售，不須煎煮即可服用的流程技術時，台灣便將此觀念帶入，也就是如今眾多健保中醫診所常見的科學中藥。

科學中藥為「中藥濃縮製劑」的別名，又稱為中成藥。科學中藥主要是利用現代製造方法，經水煎煮抽提、濃縮後再以一定比例的處方藥材生藥粉末及澱粉為賦形劑，生產出散、細粒、錠、片、膠囊等多種不同使用方式的中藥產品，有別於中藥傳統煎劑或純生藥研粉製成之膏、丸、丹、散。

一般提及的是粉劑科學中藥，在台灣也是中醫師常開處方的形式（雖然科學中藥劑型上還有錠劑、瓶裝藥液、藥液包）。廣義的科學中藥，還包括一切經過炮製加工而成的草藥藥材。

科學中藥的藥效與傳統中藥這兩種藥效是不是都一樣？有人覺得科學中藥有效，卻擔心裡頭摻有西藥；有人覺得傳統中藥比較有效，卻對重金屬有疑慮。其實科學中藥本質與傳統煎劑是沒有兩樣的，它的優點在於服用方便，攜帶方便，缺點是藥廠把

一個處方濃縮成一罐，例如補中益氣湯濃縮成一罐，醫師開處方時只能加藥，不能減藥。例如補中益氣湯，方中有升麻，醫師診斷此患者不能用升麻，用濃縮科學中藥補中益氣湯又不能去升麻，只能換藥方。若要單味藥組合又覺得太大包，有時醫師開的藥是 20～30 味的藥，調劑也不方便。此外也因為加了賦形劑，體積變大，其處方單位效力相對減低（稀釋）。另外一些含有揮發性成分藥物，則難以在製作過程中完全保存，亦影響到藥效。

而傳統的水煎藥，隨著健康保險的實施有減少趨勢，雖然減少，但很多疾病科學中藥會有力有未逮的地方，是仍需水煎藥的，諸如重症、高血壓、糖尿病、婦科疾病等，這些疾病的治療還是要借重水煎藥的力量才使得上力。所以水煎劑的優點是力量強、療效快、開處方較靈活，成方的加減較容易；缺點是煎煮耗時，攜帶不便。而在疾病需要時，還是必須使用它。

至於科學中藥是否含西藥？其實絕大部分 GMP 廠出產的藥劑，都應不至於有這樣的問題，濃縮（科學）中藥，因為廠商從藥材一進入就要通過種種檢查，而且也經過煮沸殺菌過，所以對於農藥、重金屬……之類，相對地比生藥研磨而成的藥粉較為安全。但濃縮藥粉因為製作過程中，煮沸騰後的蒸氣還是有回收，裡面藥材若有殘留的農藥或重金屬，多少還是讓人疑慮，所以安全性的比較是：自己煎藥＞濃縮藥粉＞生藥材直接打粉。只是族

群總有不肖之成分，而醫療人員亦然，所以就診中醫應選擇有執照、專業、可靠之中醫師，而有些負責藥廠會提供不含西藥之保證書給中醫院所，這也是就診時可參考的地方。而有了適當的選擇，則大可放心服用科學中藥。

民眾最常買到的中藥大致分為傳統劑型與飲片：

傳統劑型：如藥丸、膏、散、單等。

飲片：也就是經過炮製的藥材。最好到有信譽、重視衛生，且具有合格販售證明的中藥房選購，多觀察藥材是否冷藏保存、配藥的人抓藥時有無戴口罩、手套。最保險的方法，可以請你信任的中醫師推薦值得信任的中藥房。

如果打算自己煎煮，中藥的煎煮法很重要：**先洗過一次後，用冷水泡三十分鐘，泡過的水「一定」要倒掉。再加入**

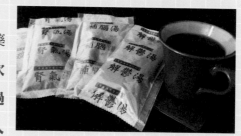

冷水，煮的期間，「一定要把蓋子打開」，讓有些易揮發的重金屬或農藥，因此而揮發掉！

而某些重金屬或農藥是會與植物結合在一起，就不容易被煮後溶解出來，所以這樣最後被喝入的藥汁是最安全。當然，部分礦物類的中藥，是有含的重金屬的，如朱砂、水銀（汞，

醫生教你這樣**養生**
360°身心靈整合療法

Hg）、輕粉（氯化亞汞，Hg_2Cl_2）、水粉等等，不過這類的藥，大都禁用、少用或慎用，除非是習慣用藥，有依古法炮製，沒有偽替品的，才另當別論。

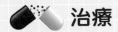 ## 治療

✎ 適用症狀

藥草處方可恢復身心和情緒的平衡，其主要作用在增強免疫力、改善和平衡復原系統，至於去除疾病則是較次要。雖然如此，某些藥草也具有對抗感染的功效。

中藥可以治療的疾病包羅萬象，包括氣喘、皮膚疾病、月經不順、不孕、神經疾病、過敏、關節炎、抑鬱、消化不良和偏頭痛。中藥不僅可以單獨使用，也可以配合針灸療法等其他整合療法使用，均具有療效。

✎ 必要治療次數

慢性病可能需要定期治療數星期，才能產生療效，而急性病症則可能很快就有反應。

5 自然療法
Naturopathy

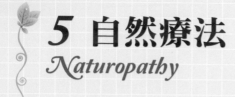

根據美國自然醫學學院協會（Association of Accredited Naturopathic Medical College）的觀點「自然醫學是以原則為準，而非方法或者手段。所有原則的準則就是，我們尊重人體會有自我修復及重生的智慧。」

目前承認自然醫學的國家，主要是美國與加拿大。在加拿大的五省、美國的十五州及哥倫比亞特區，經過認可學院畢業的自然醫學醫師能以 ND 或者 NMD ❶ 來執業。

自然醫學的本源是利用自然界存在的物質和人的主觀能動性來預防和治療疾病。自然醫學把人體視為一個整體的觀點，他們相信人體存在生命力，有自癒的能力，通常會盡量使用最自然、不具侵犯的治療方式，來解除症狀或者治癒。然而，西方醫學及東方醫學的醫療系統同時亦為自然醫學的重要根據，各方面起相輔相成的作用。

自然療法的宗旨是鼓勵人們或病患盡可能減少外科手術與服用化學藥物，透過社交、減壓或運動等方法來改變生活方式以改善病況、促進痊癒及保持健康，典型的例子是人們患憂鬱症或壓

醫生教你這樣養生
360°身心靈整合療法

力過大應多吃巧克力。

 ## 自然療法的理念

◁ 良好的健康需具備四項基本成分

自然療法是根據下面四大要素以回復身心健康。

(1)清靜的空氣。

(2)潔淨的水。

(3)大地所生養的乾淨、無污染的食物。

(4)運動及健康的生活。

自然療法的治療師認為生病是自然的事，而治病的方法也應該同樣遵循自然的原則。他們認為應該將病徵完全引出來，然後讓身體去抵抗並找出適當的平衡。他們也常會鼓勵病人進行短時間的斷食，以治療如感冒等小感染；此外，對於腸胃保健也十分注意。

◁ 治療師遵循的三大原則

治療師會遵循以下三大原則：

(1)身體本身擁有自我治療的能力，所以治療的目標並非為了減輕症狀，而是應該讓身體發揮本能的自我治療能力。

(2)疾病的症狀不是疾病的一部分，而是身體努力消滅毒素、回復自然平衡狀態徵兆。

(3)所有的治療方法都應該是全方位的。

◁ *自然療法種類*

自然療法包括：

❶ 呼吸：採行緩慢的深呼吸以便擴展胸腔；可使用離子交換機輔助。

❷ 水療法：利用水來促進復原、增進循環、刺激能量、消除疼痛、退燒、安撫神經系統和清腸。

❸ 沐浴：包括土耳其浴、礦泉浴和蒸氣浴。

❹ 灌洗：以熱水或冷水沖洗身體上的特定部分。

❺ 冷熱敷：利用冷熱溫度變化，可緩解身體肌肉的緊張。

❻ 灌腸：喝大量水以清洗大腸。

❼ 直腸灌洗：將直腸內的毒素和聚積的糞便沖出。

❽ 飲食：選用未經加工或精製的食物，飲食以有機食物為主。自然療法的治療師認為這類食物可以增進生命力和刺激活力。

❾ 斷食：斷食目的在除去因為不良飲食習慣、惡劣環境、壓抑的情緒等因素而在體內堆積的毒素，可強化免疫功能、加速康復，及讓消化系統休息。

❿ 其它：整骨療法、順勢療法及其他療法。

醫生教你這樣**養生**
360° 身心靈整合療法

↜ 安全嗎？

　　自然療法應用的治療方式和理論很廣泛，且是針對個人而量身打造，因此每個人的療程或療法均不盡相同。請務必確定你的治療師是受過訓練且經過協會認證合格的。

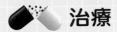 ## 治療

↜ *適用症狀*

　　自然療法對於許多急性或慢性疾病都有助益，例如貧血、循環不良、過敏、關節炎、膀胱炎、便祕、濕疹及其他皮膚病、宿醉、腸躁症、偏頭痛、經前症候群、潰瘍和靜脈曲張等。

↜ *必要治療次數*

　　治療會持續一段時間，療程長短視病症嚴重性及得病時間長短而定。自然療法的治療師旨在教育你養成一種良好的新習慣，以便能防微杜漸並且增加生命力。有些患者即使病痛已經消除，仍然樂意定期接受治療。

🏃 醫學小叮嚀

❶ ND：全名為「Naturopathic Doctor」。

　NMD：全名為「Naturopathic Medical Doctor」。

　以上兩種皆指「自然療法醫師」。

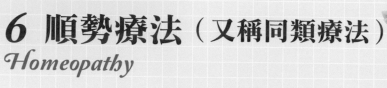

6 順勢療法（又稱同類療法）
Homeopathy

順勢療法（Homeopathy）屬於西方醫學一部分，卻也是一種自然療法，是一種完整的醫療系統，卻僅有一個基本法則。它根據的是以毒攻毒的理論（或稱以類治類）：當某種物質會在健康的人身上引發某些症狀，將這個物質稀釋震盪後，給罹患這些症狀的病人服用，就能治癒他們的疾病，例如洋蔥會引起人們打噴嚏及流眼淚，所以人們吃稀釋過的洋蔥，就能治療打噴嚏又流眼淚的過敏性鼻炎。

追循順勢療法的理論根源，則早在西元前五世紀的古希臘醫學之父希波克拉底（Hippocrates），他發現很多天然有毒草本會在人體引發的中毒現象，如嚴重腹瀉、發燒、忽冷忽熱的症狀等，但在人體因其他因素，如微生物傳染病引發類似症狀時，這些有毒的草本可能就是這些疾病的解藥。

另外一個與順勢療法理論運用類似的就是疫苗及過敏症的治療——人類運用稀釋的減毒疫苗來刺激免疫系統產生抗體，以對抗該微生物所引起的傳染病。運用稀釋的過敏原來改善過敏症狀等，其實都是無形的在運用著順勢療法的法則，只是許多傳統主

醫生教你這樣**養生**
360° 身心靈整合療法

流醫學界，從來沒有去留意這塊反璞歸真的醫病理論。

這種能夠刺激身體防禦功能的療法是由德國的醫師赫尼曼（Samuel Hahnemann， 1755 ～ 1843 年）所創立，它是一種全方位的醫療形式，目的在激發身體產生自癒能力。不論是急性病症或慢性疾病都可使用順勢療法，對於疾病的預防也同樣重視。

順勢療法的藥劑

自然界裡的動植物礦物等任何物質，包括可以吃、不能吃的，有毒、沒有毒的，都可能出現在藥劑成分裡。許多人會擔心以毒攻毒如同戲劇演的那般劇烈痛苦，危險性高，事實上經過高倍稀釋，毒性已不復存在，極微量的成分，只是剛剛好具有刺激人體產生自癒能力的效果。而順勢療法成分中有著如 3X、6X、9C、30C 等的劑量標示方式，其實代表的正是稀釋倍數訊息。（C 代表 100，X 代表級數）

將極微量的原始物質以牛奶、糖或酒精稀釋，然後以振盪法充分混合均勻。依照此方法所調製成的藥劑，其效力各有不同，例如要調製 6 級（6X）效力的藥劑，就將原始物質放入牛奶等稀釋劑中充分搖晃，然後再取出少量加以稀釋、搖晃，這樣的過程要重複 6 遍；至於 30 級效力的藥劑則是經過相同的過程 30 次。

雖然 30 級效力的藥劑遠比 6 級效力的藥劑稀釋更多次，但

經振盪法的過程後，卻使其藥效比 6 級效力的藥劑來得強，所以通常用來治療更為嚴重的病。

順勢療法是根據症狀的描述來尋找適合的順勢藥物進行治療。如果能提供給治療師的症狀越詳細，那麼治療師就能找到越適合的順勢藥物，病患必須非常仔細的觀察自己每一個症狀，包括個人的生活型態、習慣、情緒、飲食、運動、食慾、膚色、脾氣、性慾、態度、睡眠模式、環境，甚至症狀發生時的氣候狀況。

治療師還會仔細研判病徵的特性，因為病徵本身、病人的體質與其表現在外的症狀同樣重要。所以同樣是肌肉疼痛的三個患者，很可能就需要三種不同的藥劑。

⊲ 安全嗎？

順勢療法適用於所有年齡層的人，包括嬰幼兒在內。不過一旦疾病好轉，就應立即停用。

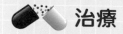 ## 治療

⊲ 適用症狀

對於急性和慢性的疾病，順勢療法皆可以治療。常見的急性病如皮膚炎、扁桃腺炎、耳炎、膀胱炎、喉嚨發炎、急性關節炎、背痛、支氣管炎、急性腹瀉、胃腸炎、流行性感冒等。

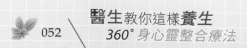

↜ 必要治療次數

　　治療這些慢性疾病是需要一些時間的。許多慢性疾病治療失敗的例子，皆是因為病患沒有耐心，太早放棄治療所導致。

　　首次問診之後，可能每個月需要複診一到二次，以便讓順勢療法的治療師評估治療結果，然後視病徵的改變再作調整。

　　慢性病的治療會需要比較長的時間，急性病症則可能在一次治療之後就產生反應。

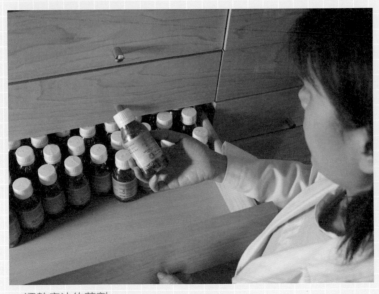

➥順勢療法的藥劑

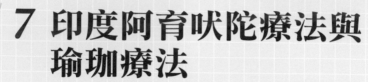

7 印度阿育吠陀療法與瑜珈療法
Ayurvedic medicine

　　印度式阿育吠陀療法是盛行於印度和斯里蘭卡內的一傳統醫療系統。梵文意為「長生之術」，也譯為壽命吠陀或阿蘇吠陀、阿輸吠陀，是指印度的傳統醫學。

　　在這種治療體系中，人體被認為是自然不可分割的一部分，當身體與自然不調和時，人體的各項機能便會受到阻礙，進而導致生病。

　　由早期的文獻可看出，阿育吠陀的醫生對於植物的強力醫療特性具有先知灼見，可說是現代藥理學的開山鼻祖。他們也對體內系統的運作極為了解，甚至有證據指出阿育吠陀醫師為患者動過人體手術。此外，此系統從古到今都同樣強調飲食與靈性的重要性。中醫以及「現代醫學之父」希波克拉底（Hippocrates）的醫療方法，都可見到阿育吠陀的影子。

　　阿育吠陀醫學基於一種理論：宇宙的一切，包括人體，都是由最基本的五種要素組成的，那就是「土、風、火、水和空間」。

這幾種元素在人體中以不同的比例呈現，構成人體內三大生命能量（稱為「doshas」），分別為**瓦塔（Vata）、皮塔（Pitta）**和**卡法（Kapha）**。通過飲食、練習、草藥、按摩以及冥想來保持三大生命能量的平衡是阿育吠陀醫學的基礎。

根據阿育吠陀的理論，我們每個人天生就是由獨一無二的三大生命能量構成，瓦塔、皮塔和卡法這三種能量決定了我們的身體以及精神結構，它們同樣決定了我們在防治疾病時需要哪一種飲食、鍛煉以及治療方法。

那些瓦塔占主導地位的人，往往身材比較單薄，思維敏捷，而且容易不斷地變化。當處於平衡狀態的時候，瓦塔者是活潑、有創意的人。但是，當他們處於不平衡狀態的時候，就變得很容易出現焦慮、失眠和消化不良等狀況。

那些體內多半是皮塔的人往往是肌肉型的，他們是極端的，同樣是雄心勃勃的。在處於平衡狀態的時候，他們很友好、聰明，同時具有很強的領導能力。但是，在失去平衡的時候，他們通常又是批判性的、急躁，同時具有侵略性。

卡法者往往有很強的承受力，同時擁有平靜的特質。當處於平衡狀態下，他們是和藹、忠誠的，同時擁有寧靜的外表。但是失去平衡的時候，他們很容易體重增加、充血，同時拒絕改變。

其實，很少有人是 100％的瓦塔、皮塔和卡法體質，你極有

可能是幾種體質的混合體，因為這三種能量存在於每個生命體中，並且會不斷地相互作用，但終究會有一種是主導。

根據阿育吠陀的傳統，某些食物對於特定的生命能量有促進內部和諧的作用，而另外一些則會引起失衡。

在阿育吠陀醫學的觀點中，人體的發育與衰老以及人體各要素的循環和我們所吃的食物有關。相似的，每一種生命能量都有它特定的推薦練習養生法。比方講，那些活潑的瓦塔者會被建議做一些較安靜的運動，比如走路或者慢跑，而那些行動遲緩的卡法者則可能被告知練習網球或者壁球。

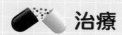 ## 治療

除了對你的飲食、生活方式和習慣做出建議，醫生可能同樣建議你接受一種共分五部分的排毒療法來清除你身體的毒素，這種療法被稱為**帕奇卡瑪排毒療法（Panchakarma）**。

為了使你的身體做好準備，你需要每天做一個精油按摩，被稱為**油療法（Snehan）**，來將體內的毒素通過**熱療法（Svedana）**或者通過待在加有藥的蒸汽室內發汗來引導到胃腸道。

經過三至七天，你能夠開始做帕奇卡瑪排毒療法的治療，其中包括以下一種或者多種步驟：

(1) **Vamana**：在此過程中，病人喝一種草藥來催吐，以消除

肺部黏液，這些黏液會導致反覆支氣管炎、咳嗽、感冒或者哮喘。

(2) **Virechana**：在此過程中，患者服用一種輕瀉劑來清潔肝和膽的毒素，以減輕腸躁症、腹部腫瘤及黃疸。輕瀉劑是一種如番瀉葉、西梅幹、麩皮、亞麻籽殼或蒲公英根的典型草藥。

(3) **Basti**：在此過程中，患者被給予中藥灌腸來清理較低處的腸子，以減輕便祕、腎結石、腰酸和過動症。

(4) **Nasya**：在此過程中，草藥油被灌入到病人的鼻子，來清潔鼻腔，以治療偏頭痛、鼻竇炎、面癱和精神障礙。

(5) **Rakta Mokshana**：在此過程中，病人接受放血來清潔血液中的毒素，以預防反覆發作的濕疹、痤瘡、疥瘡、慢性瘙癢和蕁麻疹。

適用症狀

理論上，印度阿育吠陀療法可以醫治任何類型的健康問題，尤其在改善長期或慢性病症上特別有效，如過敏、消化不良、焦慮、抑鬱、頭痛、失眠、呼吸和皮膚問題、壓力及高血壓等。

必要治療次數

經過三到十次的治療後，多數症狀都會有所反應，至於程度則視病症的嚴重程度及罹病時間長短而定。

阿育吠陀醫學有關的體質論述

✎ 風（**Vata**）型體質

　　風型的人容易緊張、常受外界影響而變得激動，需要花一段時間才能讓自己變得放鬆。外型通常過於高瘦要不就是太過嬌小，好奇心旺盛不過缺乏耐性，常發生衝動購物行為，對於變化敏感，屬於創作藝術家型。

　　當身心達到平衡狀態時，Vata 人是快活又機靈的，想像力豐富、身材苗條又敏捷，傷口癒合快速。身心不平衡時則會有以下狀況：失眠、便祕、脹氣、手腳乾燥冰冷，必須做一點什麼事情來靜下心、平撫情緒。

　　維持身心平衡的祕訣：找出能讓自己放鬆的方法。

✎ 火（**Pitta**）型體質

　　火型人不胖不瘦不高不矮，有智慧又積極，皮膚狀態亦穩定正常，頭髮柔細、偏愛冷食、討厭炙熱天氣、食慾佳，排泄良好。

　　身心平衡時整個人熱情，眼睛散發出光芒，皮膚呈現小麥色、手腳溫暖、身材適中、胃口與消化都很正常。身心不平衡時，常有眼睛充血、口臭、體味、胃食道逆流、濕疹、蕁麻疹、肝功能異常等狀況。

　　維持身心平衡祕訣：學習壓力管理，在工作與娛樂之間取得

醫生教你這樣**養生**
360°身心靈整合療法

平衡。

🐚 水（Kapha）型體質

水型人身材豐滿又性感，皮膚白晰、頭髮濃密烏黑，眼睛大睫毛長，牙齒整齊漂亮、皮膚濕潤。

身心平衡時，為人溫柔敦厚有魅力。身心不平衡時則有過敏性鼻炎、流鼻水、鼻塞、疲憊嗜睡、怠惰、易發胖、浮腫等狀況。

維持身心平衡祕訣：宅性強大，所以走出戶外、找尋刺激，避免無聊與懶惰。

瑜珈（Yoga Therapy）

一般人認為瑜珈只是調整身材的運動，事實上在古印度，瑜珈是「冥想法」的同等語。古印度人把調身技法稱為靜坐法，調息技法稱為「呼吸法」，調心技法稱為「冥想法」，透過練習瑜珈等於一次處理身心靈三種層面，達到自我診療、自我治療。

與其他療法最大的不同點，瑜珈並不是對症療法，也就是說並不是哪一種體位就可以治什麼病，現在網路上不少流通的瑜珈體位指稱可以治療頭痛、便祕、腰酸背痛等，但練習瑜珈所帶來的影響是整體性的，只關注在改善某部位的療效，就失去了全人觀，瑜珈的目標是讓人們整體能夠向上提升，而過程之中只是順道處理了不健康的狀態。

瑜珈作用的原理，主要是來自於刺激、鬆弛以及暗示，藉由練習各種體位法進行身體刺激，然後過程中得以觀察哪些部位感覺到緊張與疼痛，這些部位獲得刺激之後，血液循環變得更好，也提高了賀爾蒙分泌與神經傳導作用。

　　除了體位以外，搭配正確的呼吸也是非常重要，那將使體位所刺激的部位獲得更高效率的滋養，也能迅速獲得放鬆的深度。一般人習慣使用胸腔呼吸，氣不夠長，吸收的量也不大，使用腹式呼吸法（橫膈膜呼吸法）❶可以吸入更多的氧氣也能按摩內臟，透過腹部吸氣時，腹部膨脹，帶領橫膈膜下降，可使胸部吸入更多的氣，如此帶動氣血循環的能量。

　　瑜珈的派別有很多，著重的練習方式不盡相同，有的著重於靈性上面的修練，如奧修瑜珈，有的派別強調以身體的鍛煉來促進其他面向的改善及發展，因此也衍生出許多不同的治療系統。但瑜珈治療有別於一般的藥物治療方式，需要被治療者的投入與負責（復原的起點就在於願意對自己負責開始）、瑜珈治療師引導及教導改善方法。

　　因此瑜珈治療與其他整合醫學一樣的，就是特別重視個人主動積極的態度，配合治療師指導的一些可緩解身體症狀、強化虛弱肌群、調節神經、內分泌系統的體位法、呼吸法及冥想的練習，進行所謂的自我療癒，來提升個人身心覺知能力與狀態，進而達

醫生教你這樣**養生**
360°身心靈整合療法

到改善症狀的效果。

　　瑜珈這種類似養生運動的療法很多人敬謝不敏，是因為無法持之以恆、難度感覺很高，其實一早醒來就可以用幾個簡單的體位開始，從最簡單「攤屍式」，然後把腳縮起來進行「嬰兒式」，就像在母親子宮中一樣，最後以「鑽石式」結束，這樣持續一段時間後就能依據自己的身心狀況來決定增加其他的練習。

✧ 攤屍式

(1)正面仰臥。

(2)閉上雙眼。

(3)伸長雙腿，稍微張開，讓

　　腳掌擺向兩側。

(4)將手臂放在身體兩側，掌心向上，手指自然彎曲。

✧ 嬰兒式

(1)平躺。

(2)膝蓋彎曲，雙手抱膝。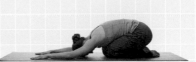

(3)吐氣時雙手將膝蓋往胸部

　　方向拉，同時頭往上抬，額頭越接近膝蓋越好，停留約

　　20 ～ 30 秒。

◁┘ 鑽石式

(1)臀部坐在腳跟上，抬頭挺胸。

(2)雙腳拇指輕微併攏。

(3)雙手自然下垂放在膝蓋上。肩膀放鬆，
不可用力。

(4)眼睛輕輕閉上，自然呼吸，全身放鬆。

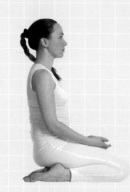

🕊 醫學小叮嚀

❶ 腹式呼吸法步驟：

(1)身體躺平或坐或站皆可，雙手可輕輕放在腹部上方，便於感受腹部
凸起或凹下的感覺，盡量保持放鬆，目標是放鬆身心。

(2)吸氣時腹部凸起（吸氣時腰際要同時用力），吐氣時腹部自然凹下。

(3)呼吸時，胸部肌肉放輕鬆，肩膀不要上下晃動，將注意力放在感受
自己的呼吸上面。

(4)恰當的呼吸次數是每分鐘四（指吸氣四次、呼氣四次）到六次，呼
吸一次共約十五秒到十秒，吸氣或呼氣要和緩順暢、不要太用力，
較好的情況是呼氣約為吸氣的兩倍時間（呼氣比吸氣速度慢）。

(5)呼吸時，吸得越大口越好，越深越好，用鼻子或嘴巴都可以。

(6)早上起床後十分鐘及晚上睡前十分鐘練習最好，可慢慢延長時間，
但以不超過一小時為限。

(7)腹式呼吸，需要勤加練習才能領會。假以時日，不但益身，而且學
得一套「放鬆武功」。

醫生教你這樣**養生**
360°身心靈整合療法

8 營養療法
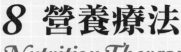
Nutrition Therapy

　　營養療法，係指利用食物中營養素來治療某種疾病的方法，或是對某些疾病做為除醫藥手術治療外的一種輔助治療，也就是應用食物促進病體的復原，故亦稱做飲食治療。其目的有：

(1)維持優良的健康狀態。

(2)補救缺陷使恢復正常。

(3)使全身得到休息或使某一器官得到休息。

(4)調節飲食以適應人體代謝某種營養素的能力。

(5)改變體重以適應實際需要。

　　「營養療法」並不是用藥物來殺死病毒，是利用食物和飲食來增強病患本身的防衛能力，以回復到身體自然、健康的平衡狀態。這種增強防衛能力的效果，就自然地讓病毒死亡，病患恢復健康，幾乎在所有的另類療法中，飲食都是不可或缺的一環。

　　一般人常將「食療」和「營養」混為一談，其實差異甚大，一般食物所含「營養素」及「機能性」均不高，維持身體正常運作機能可以，但是用來「療養」，則緩不濟急，只能當做「輔助」，而有機食物則是保健有益，治病難，不能完全倚賴來治病，

正確的觀念應該是「有機食物本來就是人類正常的食物」。

　　「營養」的廣義範圍包括：生物體所需維持生命現象的營養，空氣、水、各種營養素、無形的環境、情緒等。常人總認為因為缺乏某些維生素，導致身體產生某些狀況，例如吃銀杏補腦、吃鈣片補骨，但營養療法卻認為「缺什麼營養」，並不一定「就生什麼病」，而是「缺什麼營養，生什麼病的機率多少」，當某種營養缺乏時，不是因為少了那樣的營養而生病，而是因為身體失去平衡的狀態而生病。

營養療法五大原則

❶ 首重人體五大營養素：只要維持五大營養素「蛋白質」、「脂肪」、「醣類」、「礦物質」、「維他命」的均衡，其他非必要的「營養素」無須多做補充，對身體來說，多餘的營養就算不是毒素也是「垃圾素」。

❷ 生理年齡的區別：小孩、年長者、懷孕婦女、身心障礙者，均需有不同的考量。

❸ 心理及情緒的影響：需考慮整體「身、心、靈」，避免陷入頭痛醫頭、腳痛醫腳的治療策略裡。

❹ 救窮不救急：可同時使用西醫及營養療法，但是當身體感覺極度不適時，應遵照西醫的指示，這部分與營養療

法完全不衝突。

⑤ 「**輕重緩急**」**的原則**：營養療法除了口服以外，另有
採用侵入式的針劑注射，所以考慮身體的吸收能力，調
整採用的膠囊、錠劑、粉狀或輸液，另外身體的各種問
題眾多繁複，調養方式就像剝洋蔥一樣，一層一層的把
身體病因剝除。

✍ 健康補充品的營養成分

作為健康補充品的營養成分包括：維生素、礦物質、胺基
酸、脂胺酸、藥草、核酸及其衍生物、脂類及其衍生物、乳酸
菌、類生物黃鹼素（bioflavonoids）、酵母、輔酶 Q10（co-enzyme
Q10）、玻尿酸（hyaluronic acid）、酶（酵素）、氧氣療法、睪
脂酮、果酸、木炭、蜜蜂和花粉、蜂王漿以及藍藻和其製品等。

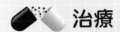

治療

✍ 適用症狀

對於大多數症狀均具有療效，例如焦慮、關節炎、氣喘、抑
鬱、消化不良、濕疹、頭痛、疱疹、高血壓、內分泌問題、經前
症候群、害喜、骨質疏鬆症、免疫力減低、皮膚問題、壓力及病
毒感染等。

✌ 必要治療次數

　　治療次數及多寡需視病情嚴重性及罹病期長短而定。飲食一經調整，立刻就會顯現出效果，不過慢性疾病可能需要多達十次的治療才可痊癒。

✌ 長期效果

　　長期下來所有的身體系統可以獲得改善，而逐漸達到最佳的健康狀態。在這種健康狀態下，身體才能有效對抗感染，以及應付各種毛病或受傷。

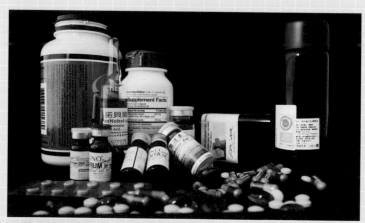

➥營養健康藥品

醫生教你這樣**養生**
360˚身心靈整合療法

9 微量礦物質元素
Trace Minerals

　　人體及其他生命有機體都需要特定的營養元素來維持身體組織健全，並提供活動所需要的熱量。一般我們所熟知的營養素可以分為兩大類，一種是巨量營養元素，需要的量大，占我們膳食的絕大部分，主要有蛋白質、碳水化合物、脂肪，用來供應身體熱量以及組織物質，而另外一種則是微量元素，需要的量非常少，例如維生素以及礦物質，不能為身體供應熱量，但是在體內的代謝上扮演重要的角色。

　　礦物質，又稱為無機鹽及膳食礦物質，除了碳、氫、氮和氧之外，也是生物必需的化學元素之一，亦是構成人體組織、維持正常的生理功能和生化代謝等生命活動的主要元素，約占人體體重的 4.4%，例如 1 個人體重 60 公斤，礦物質占 2.64 公斤。

　　礦物質可以是巨量礦物質（每日需求量高於 100 毫克，如磷、鉀、鈣、鎂、硫、氯、鈉）或微量礦物質（每日需求量低於 100 毫克）。礦物質可以自然地存在於食物中，或是元素或礦物形式地被加入，例如碳酸鈣或氯化鈉。有一部分來自自然來源，例如地下的牡蠣殼。

必須性微量元素如果攝取不足，或排泄過多，會導致生理功能或型態結構的異常改變，使體內失去平衡，進而影響人體健康。目前自然界中已知有 92 種天然存在的化學元素，人體內已經發現 81 種，現在確定必需微量元素有 15 種，即鐵、鋅、銅、錳、鋁、硒、鈷、鉻、氟、碘、鎳、釩、錫、鍶、鉬。

微量元素在人體上的生理功能

(1)作為酶和某些維生素的活性因子。

(2)參與激素的生理作用。

(3)運載作用。

(4)維持核酸（DNA、RNA）的正常代謝。

(5)必須微量元素對人體正常代謝和生長發育是不可少，也不能被其他任何元素完全取代。

常見疾病與礦物質元素的關連

礦物質雖然在人體所占比例不高，但是過多或缺乏仍會引起諸多不適，輕者如痤瘡（缺乏硫、鋅）、關節炎（缺鈣、鉀、銅、硼）、慢性疲勞症（缺硒、鉻、鋅、釩）、痙攣（缺鈣、鈉、鎂、錳）、水腫（缺鉀）、脆指甲（缺鐵、鋅）、便祕（缺鐵、鎂、鉀）、濕疹（缺鋅）、貧血（缺鐵、鈷、銅、硒）、氧化性老化

（缺鋅、銅、錳、鐵）、神經質（缺錳）、齒齦萎縮（缺鉀、鎂、硼、鈣），嚴重者甚至會導致畸形兒（缺鋅、錳、鈷、硒、鎂、錳）、糖尿病（缺鋅、鉻、釩）、脫髮（缺銅、鋅）、過動症（缺鉻、鋅、鎂、鋰）、肝功能失常（缺鈷、硒、鉻）、肌肉萎縮與纖維化囊腫（缺硒、鉀、錳）、骨質疏鬆症（缺錳、鈣、鎂、硼）、心血管疾病（缺硒、鈣、鉀、銅、錳）、甲狀腺腫（缺碘、銅）、高血糖（缺釩、鋅、鉻）、免疫系統積弱（缺硒、鋅、鉻、銅）、記憶力喪失症（缺鋅、錳）等。

不過要注意的是，以上關聯是指該疾病的發生原因與缺乏相關的礦物質元素有關，但不代表缺乏某些元素就必然引導該疾病的發生，即便透過儀器檢測出缺乏部分礦物質元素也無須過度緊張，透過均衡的飲食以及適度的補充即可。

🖤 老化

有諸多研究顯示，衰老與微量元素之不平衡有關，老年人體內的必須微量元素很可能皆處於缺乏狀態，這些微量元素的不足，會帶來免疫活力的降低，加速了衰老的過程和疾病的發展。中老年人多吃富含鋅、錳、硒、鍺類的食物，如海產品、貝殼類、魚類、乳類、豆類等食物，是預防失智症發生之最好的方法。

微量元素的檢測方法

　　檢測人體微量元素有「尿液檢測」、「血液檢測」、「毛髮檢測」等多種。血液和頭髮都可以準確測定微量元素，目前可用於人體微量元素檢測的方法有：同位素稀釋質譜法、分子光譜法、原子發射光譜法、原子吸收光譜法、X射線螢光光譜分析法、中子活化分析法、生化法、電化學分析法等。

　　血液檢測，透過靜脈或末梢來採血，由於人體內微量元素的含量較低，在樣品的採集過程中易受到各種污染，因此微量元素血液樣本在採集過程中需格外小心。

　　除了採集過程小心，另外也需要採用微量元素專用檢測管，並且應立即用惰性和無污染的材料密封試管，以杜絕容器本身對檢測結果的影響。

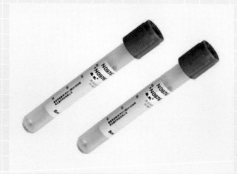

➡ 微量元素專用檢測管

醫生教你這樣**養生**
360°身心靈整合療法

毛髮檢測則包括了頭髮、腋毛、鬍鬚、胸毛等。其中頭髮測試應用最廣泛，其優點為：頭髮樣品易於取樣，易於保存。其次，對微量元素而言，頭髮中的含量因積累原因比人體其他部分如血、唾液、尿液中含量高，而且較為穩定，分析較容易。再者，頭髮可以反映過去幾個星期至幾個月內微量元素營養狀況，因而能真實地反映微量元素貯存狀況。最後，因為頭髮的蛋白質結構可同水、大氣等環境中元素結合，其結合力隨各種微量元素而異，因此頭髮中微量元素又可作為環境污染的指示器，在研究金屬代謝、污染控制、營養狀況、臨床診斷方面，頭髮檢測遠遠優於血液檢測。

　　除了採血或頭髮檢測，目前使用大量資料庫比對的生物能檢測儀器也能從細胞回饋數據，檢測出身體目前缺乏哪些微量元素，雖然不像頭髮檢測可以得知環境訊息，但對於單純補充身體微量元素的需求來說顯得快速又簡便。

10 螯合療法
Chelation therapy

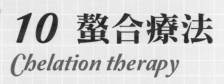

「螯」指螃蟹的大鉗，此名稱比喻多齒配體像螃蟹一樣用兩隻大鉗緊緊夾住中心體。在 1920 年 Mogan & Drew 最早使用「有螯的」（chelate）這個詞，衍生自龍蝦或甲殼類動物的大鉗，此名稱暗示多牙基像螃蟹一樣用兩隻大鉗緊緊夾住獵物般箝住中心原子。對同一種原子，若形成螯合物比單基配位體形成的錯合物（非螯合物）要更加穩定，這種效應稱作螯合效應。螯合治療是指服用或注射螯合劑，與體內的金屬和有毒物質結合後，自然的排出體外，在臨床毒物學（clinical toxicology）方面已有很長的應用歷史。就最普遍的排毒而言，如重金屬鉛、汞，或是砷等，有許多螯合劑可使用。

　　靜脈螯合注射是一簡單的門診治療，可以返轉或減緩動脈粥樣硬化和退化性病變的進行。全身各部位的血流會因此而暢通，包括阻塞的冠狀動脈、腦部及下肢的血管。其主要的功用，是螯合住體內有害的重金屬，將其排出體外，再運用營養療法補充各種營養素，使體內原有的幹細胞在補充充足的營養素之後，回復再生能力，讓組織、器官恢復正常。因為補充的原料足夠，所以

醫生教你這樣**養生**
360° 身心靈整合療法

讓身體回復健康的狀態就更有效率。用了此治療就可避免心臟病發作、中風、下肢疼痛和壞疽的機會。心絞痛病患就不需要再做冠狀動脈繞道手術、氣球擴張術或置放支架了。研究發現螯合治療還能預防與對抗癌症。

50 年來，臨床上運用最多的螯合劑，是由氨基酸合成的EDTA。 我們體內也有很多自己生成的螯合劑，例如紅血球內的血紅素會與鐵螯合在一起。腸道中營養礦物質的吸收，也是靠蛋白質來螯合轉運。近年因為醫美抗老風起大盛，越來越多醫師運用螯合治療「清洗血管」的功效，做為「抗衰老」治療的選項。

 適應症

(1)末期動脈粥狀硬化合併有大腦血管缺血、冠狀動脈或周邊動脈疾病。

(2)硬皮症、全身硬化症。

(3)糖尿病。

(4)全身鈣沉著病。

(5)阿滋海默氏病及失智症。

(6)血管膠原性疾病、風濕性關節炎、多發性硬化症。

(7)紫質症（Porphyria）。

(8)洋地黃中毒症。

⑼高鈣血症。

⑽鉛中毒。

⑾欲接受冠狀動脈繞道手術的患者。

⑿心律不整。

⒀循環系統不良造成的記憶力衰退、注意力不集中、視力減退者。

⒁預防鐵中毒、鐵沉著症。

⒂去蛇毒與蜘蛛毒。

⒃疾病之預防。

 ## 螯合療法的施作

⑴施打一次約 3 ～ 4 小時。

⑵一週打點滴一到兩次。

⑶治療性的螯合治療，需要連續治療後，評估個別的身體狀況與需要，再決定治療的頻率與時間。

⑷預防治療需評估個別需要後再施行。

⑸抽煙者最好戒煙，以免妨礙治療效果。

⑹適當的減少脂肪、精緻品、糖分的攝取。

⑺補充營養品，如大量維生素、礦物質、微量元素、酵素等，對治療有正面的幫助，並且要避免維生素礦物質的流失。

Chapter 2

由內而外的治療法

1 巴哈花精療法

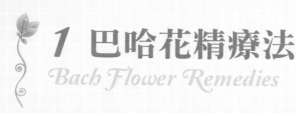

內心感覺充實、快樂與肯定的人，健康狀況通常比較好，從生活中得到的比較多，可以付出給朋友與親人的也更多。然而，我們往往需要一點點外力的幫助，才能保持身心平衡，向前再走下去。此時巴哈花精療法就能幫上忙。

巴哈花精療法是一種建立個人內在平衡和協調的自然方法，係利用花朵的生命素來平衡負面情緒的一種治療方式。負面情緒不僅是導致疾病的原因，也是疾病表現在外的一種病徵。花朵療法是由威爾斯的一名順勢療法治療師兼細菌學家巴哈（Edward Bach）所創立，這種療法使用簡便、做法容易且無安全之虞，適用於各種年齡及症狀的人。

巴哈花精療法總共有 38 種花藥，由 38 種植物與花卉提煉製成，可以幫助我們在需要時應付日常生活中不同的情緒需求。各個花精可以單獨使用，也可以視個人性情需要而混合使用。

巴哈認為心理狀況和身體狀態有密不可分的關係。他認為負面情緒會在身體上以疼痛、壓力和疾病的方式顯現出來。巴哈花精療法是以一種溫和且自然的方式來治療心靈，確保身體具有自

醫生教你這樣**養生**
360˚ 身心靈整合療法

療意願，並且能矯正任何的失衡情形。

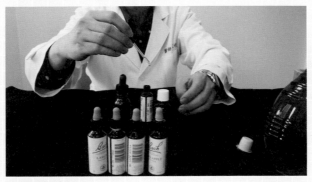

➥ 巴哈花精

◁ 安全嗎？

巴哈花精療法對於各種年齡層和健康狀況的人都很安全，也不會干擾到其他的治療藥物。

治療

患者可以採用直覺的方式自行挑選，或者透過抽牌卡、花精治療師的諮詢儀器分析等方式來選擇合適的花精 1 至 5 種，經過治療師稀釋母酊劑調配為日常服用瓶後，以一日 4 次（早、中、晚、睡前）一次 4 滴於水中或舌下服用，每次配方可服用 30 天，但觀察兩週後若無改善，應找治療師重新調整配方。

◁ 適用症狀

適用於任何情緒或心理狀況，對於壓力、消化不良、睡眠問

題和皮膚問題的療效尤其顯著。

◁ 必要治療次數

通常只需一、兩次就可以診斷出患者的負面特質並據以治療，有些情況可能會需要比較多次的診療。

38 種花藥與綜合救援花精適用症狀

❶ 龍芽草（Agrimony）：適用於隱藏自己感情的人。

❷ 白楊（Aspen）：適用於對未知事物心存恐懼的人。

❸ 山毛櫸（Beech）：適用於難容忍別人缺點的完美主義者。

❹ 矢車菊（Centaury）：適用於個性善良溫和、想討好別人且不會拒絕別人的人。

❺ 希拉圖（水蕨，Cerato）：適用於不相信自己的判斷或直覺，而尋求他人肯定的人。

❻ 櫻桃李（Cherry Plum）：適用於那些感到焦慮並極度沮喪者。

❼ 栗樹花苞（Chestnut Bud）：適用於一錯再錯、未從過去經驗得到教訓的人。

❽ 菊苣（Chicory）：適用於過度保護且占有慾強的母愛型。

❾ 鐵線蓮（Clematis）：適用於無法專心的藝術型夢想家。

⑩ 野生酸蘋果（Crab Apple）：適用於那些深怕傳染或不乾淨，而拒飲食或性行為，或有潔僻的人。

⑪ 榆樹（Elm）：適用於那些在工作、家庭或其他責任上承受巨大壓力的人。

⑫ 龍膽：適用於容易氣餒的人，即使他們一切順利，一點小小的挫折也會使他們沮喪。

⑬ 金雀花（荊豆，Gorse）：適用於那些自認為生來就是要受苦、對任何事物都很悲觀的人。

⑭ 石南（Heather）：適用於一天到晚談論自己、旁人都插不上話的人。

⑮ 冬青（Holly）：適用於疑心病重及充滿仇恨、嫉妒和復仇的人。

⑯ 忍冬（Honeysuckle）：適用於那些沉緬於過去而對目前毫無興趣的人。

⑰ 角樹（鵝耳櫪，Hornbeam）：適用於那些一想到工作就感到倦怠者。

⑱ 鳳仙花（Impatiens）：適用於那些做事慌慌張張的人。他們行事魯莽、喜歡接話、坐立不安，別人還在說話，他們就已經迫不及待地朝門口走去。

⑲ 落葉松（Larch）：適用於那些有能力但缺乏自信，以

及因自我懷疑和自卑感而錯失機會的人。

⑳ 溝酸漿（Mimulus）：適用於害羞、緊張和容易臉紅者。

㉑ 芥菜（Mustard）：適用於那些無來由就會鬱悶的人。

㉒ 橡樹（Oak）：適用於永不放棄的鬥士們。

㉓ 橄欖（Olive）：適用於那些因工作過度而疲憊不堪的人。

㉔ 松樹（松針，Pine）：適用於那些即使是他人犯錯也會有罪疚感的人。

㉕ 紅栗子（紅西洋栗，Red Chestnut）：適用於那些過度焦慮親友、又害怕隨時會有大禍臨頭的人。

㉖ 岩薔薇（Rock Rose）：適用於不見得合乎理性的恐慌。

㉗ 岩清水（岩泉水，Rock Water）：適用於那些嚴以律己、要求完美的人。

㉘ 史開蘭（線球草，Scleranthus）：適用於因遲疑不決而情緒低落的人。

㉙ 伯利恆之星（聖星百盒，Star of Bethlehem）：適用於那些受驚嚇、接獲噩耗或失去親人而無法安慰的人。

㉚ 甜栗子（甜西洋栗，Sweet Chestnut）：適用於那些處於絕望的人。

㉛ 馬鞭草（Vervain）：適用於熱心、健談、有原則的完美主義者，他們路見不平會挺身相助弱者。

㉜ 葡萄樹（Vine）：適用於雄心勃勃、有支配慾、意志堅強但有時會獨裁的領導者。

㉝ 胡桃（Walnut）：適用於生活產生變化時，有助於適應新環境和生活的改變。

㉞ 水紫（水菫，Water Violet）：適用於那些個性謹慎、自制而威嚴，或許有些冷漠的人。

㉟ 白栗子（白栗花，White Chestnut）：適用於不停擔心和胡思亂想的人。

㊱ 野燕麥（Wild Oat）：適用於徘徊在人生十字路口的人。

㊲ 野玫瑰（Wild Rose）：適用於那些生活漫無目標、對人生任何層面毫無改變熱誠的人。

㊳ 柳樹（Willow）：適用於那些愛發牢騷、內向而沉溺在自怨自艾中的悲觀主義者。

㊴ 綜合救援花精（Rescue Remedy）：這是最常使用的花朵治療劑，由伯利恆之星、岩薔薇、鳳仙花、櫻桃李和鐵線蓮混合製成的一種綜合藥方，適用於所有緊急狀況。

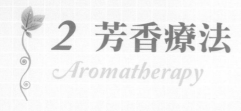

2 芳香療法
Aromatherapy

　　芳香療法並非只是透過「香味」來讓人感覺愉悅達到放鬆、治療的效果，正確的定義是藉由芳香植物所萃取出的精油（essential oil）做為媒介，並以按摩、泡澡、薰香等方式，經由呼吸道、皮膚或是口服進入體內，來達到增進身體健康的一種自然療法。此法最早起源可追溯到古埃及，近代盛行於歐洲。

　　雖然使用精油的歷史很早，但是「芳香療法」卻是近代才有的名詞，一位法國化學家蓋特佛賽因為某次實驗爆炸，情急之下將手浸入薰衣草精油中，意外發現薰衣草精油對於燒燙傷有良好的療效，於是開始研究精油。西元 1928 年發表其研究成果於科學刊物上，證實了植物精油在科學上的立論根據，亦即「植物精油因其極佳的滲透性，而能達到肌膚的深層組織，進而被細小的脈管所吸收，最後經由血液循環，到達被治療的器官」。並且首先使用了「芳香療法」此一名稱。

醫生教你這樣養生
360° 身心靈整合療法

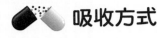 **吸收方式**

✎ 嗅吸

經由呼吸道吸收是人體吸收最常見也最容易的方式，精油氣味分子會經由鼻孔的嗅覺細胞迅速傳遞至全身各個器官和主責情緒、記憶、行為的大腦邊緣系統，進而調整生理、心理、情緒。

✎ 皮膚吸收

搭配植物油來透過皮膚吸收是最安全的使用方式，精油分子因為分子極小，有很強的滲透力，透過皮膚能迅速的吸引，並深入皮膚組織到達血液、淋巴等循環系統。精油在體內作用之後，因為是自然物質，所以能被身體完全排出。

✎ 口服

未經稀釋的純精油不可口服，經由植物油／牛奶／蜂蜜等媒介稀釋後的精油可口服，但品種和劑量應先諮詢專業芳香療法治療師而定，不可隨意擅自服用以免使用不當造成不良後果。

英系芳香療法著重於保健保養，故不贊成口服精油。而德法系芳香療法與醫療體系緊密相連，所以有很多口服精油臨床案例可參考。精油是否需口服並非一家之說，而是要視特殊情況而定。

芳香療法的分類

芳香療法大致可以分成以下三大類：

1 **家居芳香療法**：有關如何在家居透過芳香療法作日常保健用途。

2 **臨床芳香療法**：透過臨床實證及藥理分析，把芳香療法用於協助病患者復元。

3 **心理芳香療法**：研究芳香療法對使用者的心理影響。

◁ 安全嗎？

許多芳香精油有禁忌，若有長期健康問題、懷孕或服用藥物等情形，要先請教醫師後方可使用。某些精油不適合嬰兒使用，如天竺葵、絲柏、杜松梅、迷迭香、百里香、肉桂、檸檬、香蜂草。

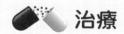 ## 治療

◁ 適用症狀

芳香療法是一種「全方位」的療法，也就是說它的目標是維持個人在身體、心靈和精神三方面的平衡，因此不管使用者的健康狀況如何都可以因採行芳香療法而獲得改善。芳香療法對於以下症狀更是具有顯著的療效：壓力引發的不適感、肌肉問題、情緒困擾、消化不良、皮膚問題，以及更年期、懷孕和經期不順等

婦科疾病。

經過治療後，有許多種症狀會立刻得到改善，至於改善的程度就要視毛病的輕重及罹患時間的長短而定。一般來說，一個完整的療程可能需要到十次。

 ## 常用的芳香精油

1. **薰衣草精油**：放鬆、止痛、除臭、利尿、殺蟲、安神、滋補、抗抑鬱、鎮靜、興奮劑。薰衣草精油具有適應性：疲倦時可提神，緊張時可令人放鬆。

2. **百里香精油**：抗氧化、消毒、抗痙攣、收斂、利尿、祛痰、興奮劑、滋補。

3. **尤加利精油**：消毒、除黴、除臭、抗病毒、祛痰、殺蟲。

4. **洋甘菊精油**：止痛、抗過敏、消炎、抗痙攣、殺菌、助消化、退燒、安神、鎮靜、放鬆。

5. **玫瑰精油**：抗抑鬱、消毒、抗痙攣、殺菌、鎮靜、滋補（心臟、肝臟、胃及子宮）、通便、強肝。

6. **迷迭香精油**：溫熱、興奮劑、止痛、消毒、安神、滋補、抗痙攣、利尿、提高血壓。

芳香精油的使用方式

❶ 按摩：芳香精油加入適當的基底油稀釋後可供按摩時使用。

❷ 沐浴：泡澡時加入數滴調和過的精油，可達到吸入和皮膚吸收雙重效果。

❸ 蒸氣吸入法：在熱水中滴入數滴芳香精油，緩緩吸入散發的蒸氣。

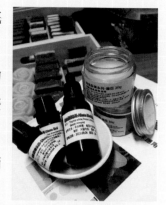

❹ 薰香器：將芳香精油倒入薰香器的小缽內或滴在燈泡上，藉由溫度散發出其芳香氣味。

❺ 冷熱敷：以一塊乾淨棉布就可將芳香精油外敷（冷敷或熱敷❶）於患部上。

❻ 無香乳液、化妝水、洗髮精和沐浴乳：將精油加入上述產品中，可獲保養和治療雙重的效果。

❼ 漱喉劑與漱口藥水：有一些芳香精油可以內服，因此可用為漱喉劑或漱口藥水，如羅勒、綠花白千層、橙、百里香。

❽ 直接使用：有些精油可以不須稀釋，直接塗抹在皮膚上，如茶樹精油。

2-1 芳香療法自我護理應用

 精油如何成為女性最貼身的朋友？

花蓮舒活工作室芳療師陳淑，具備婦產科護理師以及芳療師十數年以上經驗，曾經於某年夏天到法國普羅旺斯與 Shirly Price（英國大師級芳療師）相遇，並且獲得許多臨床上的經驗與心得，這位大師級的芳療師現在與夫婿定居法國的農莊，原本在英國的芳療事業全移轉給女兒 Penny Price。

陳淑在台灣的教學課程中總是會提起 Shirly，這位英國芳療師總是健步如飛，在一週的戶外教學中，遙遙走在 22 位青壯學生之前，還一路呼喊「快點！快點！」，那年她 74 歲，除了雙腿靜脈曲張外，身體硬朗、膚質細膩。

學生問她如何養生？ Shirly 傳授了私人護膚祕訣和「腰際 6 下按摩」法。Shirly 認為人體器官之所以退化或者老化，不是因為時間久了失去功能，而是因為缺乏刺激，相關腺體長久沒有分泌於是造成「老化」現象。雖然說老化理論眾說紛紜，莫衷一是，不過因為植物精油抗菌、再生、修護的三大特質，使用芳香療法作為養生回春的手段，已經獲得許多人的親身驗證，甚至包括這位大半輩子與精油為伍的精油大師，以及陳淑個人的臨床經驗。

就女性來說，青春與老化的重要指標就是月經，這個令人又

惱又愛的生理狀況持續糾纏每個女性數十年，月經來有諸多不適，月經不來又擔心就此不來。（停經？）陳淑認為，如果能夠善用神奇的芳香療法，那麼精油就能成為女性真正的「好朋友」。

在芳香療法的臨床個案中，排名前三名就是最多人抱怨的經痛（非子宮肌瘤、子宮肌腺瘤造成的經痛），想要緩解這種疼痛，除了迅速吞下止痛錠，你也可以選擇天然的方式，挑選薑、快樂鼠尾草、玫瑰天竺葵、龍艾、羅勒、西洋蓍草等❷，以 3% ～ 5% 的濃度調和冷壓植物油塗抹在身體的腹部、腰椎、臀部、大腿等腹腔延伸區，可以緩解痙攣現象以止痛。

除了這裡提供的配方，很多芳療書籍都有精闢的介紹，除了經痛以外，經前症候群也是令人煩躁的一件事。2013 年，某位持續用經痛調油的個案一直深受腰酸腹脹之困擾，生理期常常要來不來，一來就開始痛。我請她每天使用三到四滴的天然肌肉鬆弛劑「樟腦迷迭香」來塗抹尾椎，打開骨盆底能量。她現在把樟腦迷迭香列入隨身必備品。

女人的麻煩事不只來自看不見的內部，生理期間因使用衛生棉墊，造成陰部的刺激、搔癢，除了尋找透氣度高的衛生棉墊品牌以外，你也可以自製含有薰衣草、茶樹、廣藿香、檸檬等精油成分的護唇膏或萬用油膏局部塗抹，有不錯的效果。如果更進一步發現不只搔癢甚至伴隨著灼熱與尿尿疼痛，可能是常見的生殖

泌尿道感染，這時除了掛號找婦產科醫師看診以外，你也能先用冷壓植物油調和松紅梅、快樂鼠尾草、絲柏、薄荷等精油至 5%濃度，塗抹外陰、臀部、大腿內外側，一天二次，持續 3 個月來作自我護理。要注意，薄荷比例要非常低，經期期間也要正常塗抹。

　　至於停經之後伴隨著更年期問題則是許多女性的痛，在陳淑的印象中有位個案停經已 2 年，補充賀爾蒙讓她不舒服，於是選擇了薑、甜馬鬱蘭、沉香醇百里香和南瓜子油調和，以平衡賀爾蒙為主要訴求，再佐以快樂鼠尾草以及玫瑰等嬌柔的花朵類精油，本想緩解更年期的不適，誰知道才隔一週，這位個案欣喜若狂的地告知說她的生理期又回來了！

　　最後是 Shirly Price 神祕的養生祕訣「腰際 6 下按摩」，35歲以上的女性因為賀爾蒙改變，漸漸地陰道開始乾澀，如廁時都會覺得不舒服，此時可以使用快樂鼠尾草加綠花白千層，各一滴在後腰際，即腎上腺的位置按摩 6 下，每天早晚各一次。芳療班同學們的分享是：第二性徵都活躍了！至於活躍了哪些，就如人飲水，能確定的是，使用精油的人自己親身的感受是越來越年輕，男女都可以藉此回春。

2-2 如何選購精油

選購精油這個議題是從入門者到芳療老手都會面臨到的問題，由於精油如同農產品，從植物本身生長氣候、產地、種植方法、採收方式、萃取方法、萃取時間都會影響精油的成分，就像日本的富士蘋果與美國的富士蘋果味道不會一樣，今年的富士蘋果與去年的富士蘋果味道不會一樣，野生的富士蘋果跟人工種植的富士蘋果味道不會一樣，剛剛採收的富士蘋果與放在超市好幾天乏人問津的富士蘋果味道不會一樣，政府不可能訂立一個標準叫做：「必須是這種長相與這種口味才能稱為富士蘋果」。所以如何挑選一顆又香又甜又划算的蘋果是消費者自己要作的功課，如同許多菜市場老手告訴我們西瓜要怎麼挑、肉要怎麼選，購買精油同樣也有些心法可以傳授給普羅大眾。

❶ 看標籤：一支正常的精油，通常在瓶身或是包裝上一定會標示品名／學名／產地／萃取部位／製造日期／容量等資訊，例如「真正薰衣草」這支精油的標籤就應該有「真正薰衣草／ Lavender Vera ／ Lavandula Angustifolia ／法國／全株蒸餾／ 10 ml」等資訊。市面上有不少精油產品瓶身上就只是一張「100％純天然薰衣草精油」，其他資訊都是販賣者口頭提供，就像去買蔬菜買水果卻背景不明一樣，這樣的精油不能說就是假的，但因為缺乏

判別優劣的資訊，並不建議初學者購買。

❷ 聞氣味：許多百貨公司都已經設有精油的專櫃，建議在下手採購之前，每次經過精油專櫃都去聞看看他們所提供試聞的精油，只要多聞幾種「真正薰衣草」精油的氣味，漸漸的你就能記得這支精油朦朧的長相，下次當你聞到「薰衣草香精」製作出來的香味，立刻就能辨識出那是不是你所想要買的精油。

❸ 比較價位：先前提到精油如同農產品一樣，隨著收成、天候、產量等因素會影響品質，也影響價格，所以每批進口精油的價格不會一樣，但基本上有固定的價格帶，例如因為萃油率極低，4 公噸的玫瑰花瓣只能得到 1 公斤的玫瑰精油，使得玫瑰精油價格從 1 ml 900 元到 1 ml 2500 元（1 滴 45 元～ 125 元）都算合理範圍，但是坊間卻有人販賣 30 ml 的「純玫瑰精油」只要 250 元～ 650 元（1 滴不到 1 元），這樣的價格無法合理的反應成本，所謂賠錢生意沒人做，其真偽可想而知。

只是一般人並沒有辦法得知所謂的合理精油價格帶，唯一的方法就是進行比價的作業，只是這種比價並不是在找最便宜的那家，而是要剔除太低（可能為假）以及太高（可能太多材料以外的成本）的選項。

4 **專門店購買**：完全都不知道要買什麼，也不想比價，不想買到假貨，但也不相信百貨公司香氣繚繞的商業化說詞，最好的選擇就是親自走一趟精油專賣店。精油專賣店主要是銷售精油而不是買精油衍生的洗髮沐浴商品，所以店員大多對精油非常熟悉，你可以放心的在店內聞遍每一支精油而不被騷擾，也可以請店員針對自己的需求提出選購精油的建議，以及使用方法的教學，這樣的專門店雖然不多，但是有逐漸增加的趨勢，北部有「芳療家」、「舒亞」、「法恩」，南部有「根本芳療」、「舒亞」等實體店面可以前往挑選。如果有網購習慣，建議仍以有實體店面的為一開始的入門，臉書社團有許多以團購精油為主的小型虛擬商店，精油價格非常實惠，但是建議等到具備多一些基礎用油知識後，再跟著一起加入比較不會變成只會買精油而不會用精油的冤大頭。

5 **學習基礎知識**：心理學有個概念就是當你要買的東西需要花大錢時，你會花比較多的時間去研究相關資訊，這叫做高涉入的產品，舉凡房子、車子、保險都是。小小一瓶精油價格從數百到數千、數萬都有，很容易給人一種很貴的感覺，下手總免不了猶豫，一來不知道這是真的精油還是假的，二來就算是真的也擔心夠不夠好、會

不會用、值不值得。

與其他高涉入的產品相同，
學習一點精油的基礎知識對
你有益無害，除了能夠保障
自己盡可能買對、價格合理
品質又好的產品，又能提升

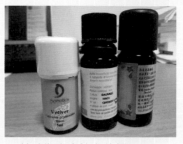
➡ 精油瓶身應該有的標示

自己的生活品質，同時也多了一種療癒身心的手段，現在
坊間針對初學者開的芳療課程非常多，學習專業芳療的業
餘與專業芳療師也越來越多，甚至書籍、臉書社團、PTT
都有可以鑽研的管道，可以說是入門芳療的大好時機。

🐝 醫學小叮嚀

❶ **熱敷**：有助促進血液循環、排解毒素和增加皮膚的滲透。主要用在臉部，按摩後使用效果更好。可緩解關節、肌肉疼痛；可塑身、柔膚、調節生理期不適等。

冷敷：具鎮定、安撫作用；可緩解痛症、眼睛疲勞、肌肉扭傷、皮膚曬傷；用於皮膚護理時可起到美白、收縮作用。

冷熱敷：頭痛用冷熱敷均可。

❷ 自我護理配方建議

經痛：薑、快樂鼠尾草、玫瑰天竺葵、龍艾、羅勒、西洋蓍草。

腰痠腹脹之經期症候群：樟腦迷迭香。

外陰搔癢：薰衣草、茶樹、廣藿香、檸檬。

泌尿道感染：松紅梅、快樂鼠尾草、絲柏、薄荷。

更年期不適：薑、甜馬鬱蘭、沉香醇百里香、快樂鼠尾草、玫瑰。

養生保健：快樂鼠尾草、綠花白千層各一滴在後腰處。

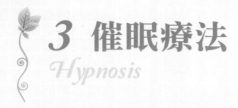

3 催眠療法
Hypnosis

催眠（Hypnosis）這個字源自希臘文的睡眠，但其實這是一種誤導。所謂催眠，是通過言語暗示或催眠術使病人處於類似睡眠的狀態，然後進行暗示或精神分析來治病的一種心理治療方法。

病人在催眠的狀態下並非睡著，而是潛意識處於清醒的狀態，有點像是做白日夢一樣，簡單的說，就是在「意識」與「潛意識」之間架起一道橋梁，使人整合意識與潛意識，達到融洽無間的合作關係。患者所具有的可暗示性，以及患者的合作態度及接受治療的積極性是催眠治療成功的必要條件。「英國醫學協會」和「美國醫學協會」都模稜兩可的將催眠暫時定義為「可能由他人所引發的暫時性注意力改變情況」。

雖然催眠情況類似正常睡眠，但卻發現催眠者的腦波圖形和身體極度放輕鬆時比較接近。如今大家不再認為催眠是一個靈異或神祕現象，而視為一種專注、有感受性、高度集中注意力的行為。

催眠療法的目的是在治療病理上的疾病。治療師幫助你發現

致病的原因，並且將它具象化，鼓勵你將這種病因「釋放」出來。一開始催眠治療師會鼓勵患者放輕鬆，放鬆的方法不只一種，可分為直接法（或自然法）和間接法，最常見的是運用想像力。

　　直接法就是通過簡短的言語或輕柔的撫摸，使對方進入類似睡眠的狀態。間接法則是藉助於光亮的小物體或單調低沉的聲源，讓患者凝視、傾聽，或以「催眠物」接觸頭或四肢，而施治者則在一旁反覆暗示患者進入催眠狀態如懷錶、手電筒。可根據患者的病症，用正面而又肯定的語言向他明確指出有關症狀定將消失，或進行精神分析，找出其致病的心理根源。治療後，可及時喚醒患者或暗示患者逐漸醒來。

　　許多民眾對於催眠仍停留在電視節目那樣，催眠師手一彈指，受試民眾就立刻睡著的印象，對於催眠的步驟總認為是一瞬間的事，因而對催眠感到既神奇又恐怖。事實上催眠的步驟並不神祕，透過各類放鬆手段使人的保護與防衛降低，在催眠師的引導之下，讓民眾的潛意識出來說話。整個步驟大約是這樣的：

(1)說明解惑與診斷性會談。

(2)誘導：常用技巧有漸進放鬆法、手臂上浮法、數數法、深呼吸法、想像引導、眼睛凝視法。

(3)深化：常用技巧有手臂下降法、數數法、下樓梯法、過隧道法。

(4)療癒。

(5)結束與解除：通常以數數法為主。

至於剛剛所談電視節目般的催眠又是怎麼一回事呢？事實上催眠有深淺之分，簡單可分為三種❶：

❶ 輕度催眠狀態：適合進行一般的心理諮商（有時候電視購物或業務銷售時也會遇到）。

❷ 中度催眠狀態：大部分的催眠治療都在此狀態下。

❸ 深度催眠狀態：某些舞台催眠秀的誇張娛樂效果。

✦ 安全嗎？

催眠治療是一項嚴肅的工作，不可視為兒戲任意濫用。一般只有經過專門訓練的專業人員如心理師和精神科醫師，在求治者自願配合的況下方可使用。而且催眠療法除具有療效快、療程短的優點外，也有下面缺點，所以在使用時必須注意。

缺點：

(1)並非任何求治者都能成功地接受催眠治療。

(2)療效往往不甚鞏固。

醫生教你這樣**養生**
360° 身心靈整合療法

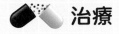 # 治療

適用症狀

催眠治療的適應症主要是神經症及某些心身疾病，而有嚴重機能性色彩的器質性疾病患，可作為藥物治療的一種輔助方法。

1 神經症：這是催眠療法最為適應的病症，包括神經衰弱、焦慮症、憂鬱症、強迫症、恐慌症等。

2 心身疾病：催眠治療不但能消除致病的心理因素，還能使身體病損康復。

3 性功能障礙：包括男子和女子的性功能障礙，如陽痿、早洩、射精困難、性慾缺乏、陰道痙攣等。

4 兒童行為障礙：包括咬指甲、拔頭髮、遺尿、口吃等不良行為，以及兒童退縮行為、兒童過動症、兒童品行疾患。

5 神經系統某些疾患：包括面神經麻痺、偏頭痛、神經痛、失眠等。

6 其他適應症：如戒酒、戒煙、術後鎮痛、無痛分娩、減輕癌和關節炎疼痛，改善機體抵抗力，破壞或消除由於病毒引起的濕疣和其他疾病。

↷ 必要治療次數

催眠治療的療程一般是 1 ～ 5 次，間日或三日 1 次，3 次後每周 1 次，一般不超過 10 次，個案治療每次一個半小時左右，團隊在半小時左右，療後還要加緊個別心理治療，以消除病因。

🔩 醫學小叮嚀

❶ LeCorn-Bordeaux 把催眠深度分為五十種，Daris-Husbaud 將其分成三十種，史丹佛量表則將其分成十二種。較常被應用的是 Arons 將催眠深度分成六種：

第一階段：小的肌肉受到控制，例如眼皮膠黏反應。

第二階段：大的肌肉被控制，例如手臂僵直反應。

第三階段：所有的肌肉都受控制，例如坐在椅子上站不起來，不能清楚的數數字。

第四階段：產生記憶喪失，例如忘掉數字、名字等，痛覺也喪失（但觸覺仍在）。

第五階段：夢遊，完全麻醉現象，痛覺與觸覺均消失，出現正性（Positive）幻覺。

第六階段：非常深的夢遊階段，出現負性（Negative）幻覺。

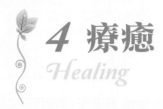

4 療癒
Healing

　　Healing 是指療癒（也稱復原），此稱的療癒與前幾篇描述以食物、藥草等物質來治療的方式有顯著不同。療癒的立論、作法、療效幾乎都因治療師與被治療者而異，較難標準化。過去一直給人一種神祕又怪力亂神的印象，直到近幾年接觸這方面療法的人大量增加，因為這些療癒方法受惠的民眾透過網路分享，個人化、長期、自我負責、無侵入的療癒方法慢慢在整合療法中有一席之地，成為當前重要和最受歡迎的整合療法之一。

　　我們都知道，傷口會自然癒合，人體也會抵抗感染，Healing 的治療師所做的就是運用他們的力量加速體內這種痊癒的過程。無疑地，精神療法對於各個年齡層和各種健康狀況的人都適用而且也確實有所幫助。

　　我們的自然能量的確會因為壓力、不良飲食和負面情緒等因素而變得不平衡。許許多多不利因子也可能會阻礙身體的治療機制，使它無法發揮應有的功用，於是我們就生病了。精神療法可以提供平衡身心和精神所必要的能量，使治療機制不再受阻，而治療師所扮演的就是將治癒力量輸往體內所需部位的一個管道。

許多治療師相信只要有心開發潛能每一個人都擁有自我治療的能力。

Healing 的功效不見得總能在生理方面發揮作用，有種情形是：疾病仍然存在著，但是患者發現他應付疾病的能力卻增加了。事實上，精神療法的治療師所針對的是涵蓋身心的整個個體，不僅可將阻礙能量的因素除去，也進一步放鬆患者的身心狀態。

在為數眾多而且還在快速新增的療癒方法中，有幾個已經具備有完整的治療系統，並且獲得多數人的認同與使用，民眾可以進一步在網路上搜尋治療與課程資訊，以下是簡單的介紹。

靈氣治療

過去耶穌跟佛陀都曾經有徒手治療人體的紀錄，靈氣治療認為這並非不能做到，事實上除了人體自然運作產生的能量、進食補充的能量以外，宇宙天地的能量亦能為人所用，只要學會如何將宇宙的能量（靈氣）轉送到身體需要的部位，就能夠給人體帶來支撐的力量。

靈氣治療師運用遠距觀想、觸摸或是按手等方法，治療病人或其他生物（動、植物），許多患者在治療時都會感到一種溫熱或是冷冷的深沉感覺，代之而起的是一種平靜、幸福及祥和的感覺。靈氣是一種溫和的能量治療，非常適合用於一段時間的持續

醫生教你這樣**養生**
360° 身心靈整合療法

療程，作為一種自我探索和開發的途徑。

靈氣治療目前發展較具系統者有日本臼井甕男在佛教典籍中發現的**臼井靈氣（Reiki）**、來自澳洲充滿原始能量土地的**凱龍治療（Chiron Healing）**、由 Diane Ruth Shewmaker 於 1997 年整合 Sekhem（埃及語：氣）及 Seichim（埃及語：光能）兩大古埃及療癒系統、**古埃及靈氣 SSR**。這些靈氣療法除了可以保健身體，甚至可以進一步處理情緒與靈性層面的狀況，在台灣已經有許多獲得認證的治療師可供選擇，費用約每次兩千元上下（因人而異），也可參加課程一勞永逸的當作自我療癒的投資。

 ## 海寧格家族排列

德國心理治療師海寧格在南非的工作過程中發現，當地民族「祖魯族」對於家庭長幼排序極為重視，他們認為問題的原因在於「尊敬」，如果當事人得到應有的尊敬，問題便能迎刃而解。

由此而發展出獨特的家族排列系統，他認為人類家族系統有一個潛藏的排列定律，人類家庭所發生許多負面事件，包括家庭失和、身心疾病、傷害、自殺、意外、犯罪等，經常都是由於牴觸這個規律所導致的，甚至會重複地發生，從上一代延續到下一代。

家族排列的進行方式可以透過團體或一對一，主要是由被治

療者簡扼敘述自己的問題，治療師接下來分配現場參與者的角色，由被治療者直覺地將這些代表的互動位置排列出來。以角色排列及互動方式、代表們的位置及感受，以協助當事人揭露問題背後的動力與解決之道，令人有機會領悟出「愛」與「生命」的哲理。

不需要讓事件中所有的人物都親臨現場，透過象徵性的對話與排序重新調整角色排序，有的治療師甚至可以只用玩偶代表角色互動，完成整個家族排列的過程。是個操作上看起來很簡單、很直接的助人方法，但曾經參與過的人都十分的肯定與震撼。

在婚姻、親子、兩性、身心疾病、情緒管理、人際關係、靈性成長等方面有困擾者，可以上網搜尋家族排列、海寧格或直接電郵國際系統排列學院預約（service@taos.com.tw），報名前可以的話先對自己的家庭系統做個了解，包括以下幾個問題：

(1)家中是否有人早逝、早夭？

(2)年幼時，雙親是否有人過世？

(3)是否有家人被送走，或有私生子，或是領養的？

(4)父母是否為彼此的第一任關係（指是否之前有結婚、訂婚、關係密切的情人）？

(5)流產、墮胎。

(6)家庭祕密（如成員被排除在外、遺產分配不均等）。

(7)犯罪事件（如殺害、被殺、傷害行為等）。

(8)家族中是否有重大疾病、行動障礙，或成癮習慣（如毒癮、酗酒、賭博等）？

(9)發瘋、自殺、暴力事件。

(10)移民。

色彩療法

　　遠在一萬一千六百年前，傳說中的亞特蘭提斯大陸還存在時，便已經有對疾病使用顏色與光的治療方法。古埃及時代的治療場所則是利用色彩與光的元素建成。

　　甚至五、六千年前，中國古書《黃帝內經》記載色彩對人體有相當的影響：「白色入肺……赤色入心……青色入肝……黃色入胃……黑色入腎」等，並且明白記載其原理，宇宙間的萬事萬物與人體的五臟六腑運作原理相同，所以外在的現象是可以影響我們人體內臟腑的功能的，五臟配五色這是中國色彩療法的根本依據。

　　近代科學家們已經證實經絡、穴位會發出光來，甚至使用儀器也能拍攝出身體發光的情況（克里安相機），德國生物暨物理學家波普博士（Dr. Fritz Albert Popp），也提出：「細胞都是透過光來溝通」的結論，他形容有一種光持續不斷地在人體周圍舞

動著（有人稱之為氣場），當一個身體臟器或所謂的氣運作不順暢時，組成細胞的量子振動會變得不和諧，使得產生的光也跟著不協調，這會嚴重影響到鄰近細胞的振動模式。

彼得‧曼戴爾神祕能量醫學中心認為，既然人體表皮的色光能反應人體的狀態，那麼將色光主動傳入人體應該也會有治療的效果。事實證明這個假設是正確的，更進一步的他發現穴位是最容易接收色光的點，於是他創立了彩光針灸療法。後來亦有不少治療師將顏色與光、能量、磁場、精油、玉石等概念融入在治療之中，發展出非常豐富多元的治療方式。

色彩療法被廣泛的應用與結合在各種療法之中，例如印度的阿育吠陀的七大脈輪、中醫五行五色、彩光療法、光譜色療、彩光針灸、靈性彩油、水晶療法，甚至食療，民眾可以依據自身喜好或習慣，找尋合適的色彩治療方法。

5 音樂療法
Music Therapy

謝汝光　胡宗明

　　醫學共振音樂掌握的是宇宙自然諧和律，即大宇宙的運行與身體小宇宙運行產生共振線的原理，達到人體自我自癒的能力。醫學共振音樂掌握的是熟睡時腦波的頻率（δ9腦波）及熟睡時身體的頻率，透過頻率的調整達到自癒力的提升及生命再造及再生的功能，共振音樂的效果並非主觀感受，在德國係經過五年以上的臨床測試，在國外已有 100 篇以上的臨床報告，甚至德國有 2000 位以上的醫師推薦此音樂。

　　聆聽醫學共振音樂能對身體產生正向的影響，包括：

❶ 對內分泌的調整：內分泌低時調高至正常，內分泌高時調低至正常的功能。

❷ 對血壓的調整：高血壓時可調低至正常，低血壓時可調高至正常的功能。

❸ 對自主神經的調整：具有平衡交感神經及副交感的功能。

❹ 正常作息的調整：白天有精神，晚上好睡覺的生活節奏及韻律。

醫學共振音樂最大的功能在於精神領域，舉凡失眠、頭痛、偏頭痛、焦慮、憂鬱、心臟循環不良等，必須長期依賴藥物者，可配合音樂治療使用，可快速降低藥品服用劑量及副作用，同時提升人體自我免疫系統，加速疾病的痊癒。

醫學共振音樂在神經系統領域方面，是透過耳朵直接傳達到腦部及全身的神經系統，尤其在交感與副交感神經的平衡，相較於傳統藥物的治療來說，有著非侵入且無副作用的優勢，對於長期使用安眠藥及鎮靜劑的病人，是一大福音。

醫學共振音樂透過自然諧和律的作用，在內分泌、賀爾蒙系統領域有自然調整的功能，當白俄羅斯車諾比核能災變，在傳統藥物束手之時，醫學共振音樂提供了另一種選擇，現代的醫療人員，若能看見療癒的本質是追求身心靈的整體醫療，那麼醫學共振音樂將是很好的選擇。

善用音樂作為治療的工具及潛能開發

將必須使用的治療音樂，運用睡眠的時段聆聽，將音量調至非常小，小到似有若無即可，因為在睡眠時，耳朵都是開放的，且在身體全然的放鬆下，功效最大，對於許多慢性疾病的治療，效果非常顯著，建議使用放鬆 RRR931、睡眠失調 RRR106、婦科 RRR105。

用於潛能開發時，方法同上，孩童常用音樂（有腦力開發音樂或心腦教育音樂），聆聽 3 ～ 4 個月後會有顯著的效果，除了能讓心性穩定，提升專注力、記憶力外，對於領悟力進步幫助很大。

清晨可撥放 θ 腦波的音樂，有益於雙腦同步及 EQ 與 IQ 的調整。另外，有冥想或禱告習慣的人，可以選擇 δ 9 腦波的音樂，它將協助你逐步接近你的夢想，主要原因是醫學共振音樂為微宇宙音樂，具有接通大宇宙與小宇宙的功能，讓人回歸天真無邪，當妨礙你實現的信念不再存在，吸引力法則也就更容易實現。

何謂微宇宙音樂（藍道瑪）

宇宙萬物都有其內在固定的振動頻率，自然諧和律是宇宙的根本，音、光是聯繫大宇宙與小宇宙最直接有效的方法。

至於為何命名為藍道瑪（Lambdoma）？音樂跟數學有什麼關係？這得從哲學家畢達哥拉斯（公元前五百年，畢式定理發現者）說起，他曾有超過二十年時間在埃及神廟內學習和工作。畢式信條是「萬物皆數也」。他發現可以用數學來整理音樂的概念，一個就是弦的長短影響聲音高低，另一件事就是弦的長度若成簡單整數比例，就能產生諧音。藍道瑪是畢達哥拉斯的基礎密傳圖表，讓人能了解礦物和植物，包括比例和生長規律。藍道瑪讓人

能體驗有聲的數字、物質、靈魂和精神。

後來畢式學派認為行星運動也具有數字關係，即便是真空狀態，他們相信物體在空間運動時會發出聲音，且物體運動的越快所發出的聲音也越高，離地球越遠的行星運行越快，發出的聲音也越高，將數字換算成音階，就成了諧音，也就是「宇宙音樂」。

畢達哥拉斯透過形而上學和數學定義音程，他認為音程的相互關係，屬於一個有秩序的體系，這個體系體現於聲音、數字、幾何、空間關係、行星軌道，還有自然律中。這個體系的幾何形狀為階梯金字塔形。金字塔基座階梯較寬，接近頂端的較窄，因此上行時會有加速感，下行則是減速。這種階梯形就稱為藍道瑪。

雖然概念最早可以追尋到畢式一派，但「藍道瑪矩陣」的概念在現今世代已無從稽考，很多字典也沒有收錄其中。表面上看來，它只是數學乘法和除法表，但細看之下便會發現，當中包含了跟音程一對一的關係，是個很精細的和聲系表。由於比率以數字表達，因而可以轉化成聽得到的音頻。

藍道瑪的基本矩陣結構源自希臘文字字母「Λ」，代表宇宙自然存在的零空間，而藍道瑪鍵盤是科學家芭芭拉‧希洛（Barbara Hero）的開發，透過各種運算設計出特殊智慧鍵盤，完整體現了宇宙諧和律，也就是「藍道瑪矩陣」這種高維立體時

空結構技術。

藍道瑪鍵盤是唯一可演奏出「類星體音樂」中包含生命比例、頻率及諧和旋律的樂器，舉凡從「宇宙大爆炸」諧音要素所創造的銀河系、太陽系、行星及生命本體，都是依據「類星體音樂（the music of the quasars）」所演化而來。

藍道瑪智慧鍵盤的結構

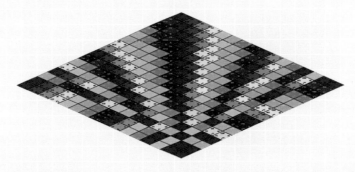

➥ 藍道瑪鍵盤

由畢式藍道瑪智慧諧和鍵盤產生的純合聲音頻，此諧和音頻立基於獨特的頻率，在平均可聽見的八度音階範圍，介於 256 Hz（Do）至 512 Hz（高音 Do）之間。在 16×16 矩陣中，有 3 個低八度音階與 3 個高八度音階，這個結構在矩陣中創造了四個不同的象限如下：

(1)**第一象限：情感之音（Emotional，諧音比率範圍 1：1 ～ 8：**

8）

(2)**第二象限：**心靈之音（Spiritual，諧音比率範圍9：1～16：8）

(3)**第三象限：**生理之音（Physical，諧音比率範圍 1：9～8：16）

(4)**第四象限：**玄妙之音（Oracle，諧音比率範圍 9：9～16：16）

彈奏藍道瑪鍵盤，能開啟深層的意識狀態，使身、心、靈達到平衡和諧的狀態，提升自我療癒的能力，可惜一組藍道瑪智慧鍵盤並不便宜（30萬～60萬），採用聆聽藍道瑪主題音樂，例如星際頻譜音樂來調整身體與環境，或是五行音樂來調整內在性格，也是相當實惠的選擇之一。

 ## 藍道瑪歷史

年代	人名	敘述
西元前569～500年	畢達哥拉斯（Pythagoras）	藍道瑪因為有「畢達哥拉斯表（Pythagorean Table）」之稱，被認為源於畢達哥拉斯。畢達哥拉斯在埃及待了20年，推測是他在涉足當時的神祕教派時，接觸到這個矩陣。
西元前429～348年	柏拉圖（Plato）	柏拉圖學派的人早就知道，在畢達哥拉斯比率學說中，數字可以是基本單位的倍數和約數（n/1 and 1/n）。

西元 60～138年	尼克馬科斯 （Nichomachus）	新畢達哥拉斯學派，著有《和聲指南》（*The Manual of Harmonics*），主張撥弦發出的和聲與弦長有關。當時只有四種數理科學：算術、幾何學、天文學和音樂，全都稱為「和聲學」。
西元 260～330年	楊布里科斯 （Iamblichus）	新畢達哥拉斯學派，在《算術神學》（*The Theology of Arithmetic*）中，以尼可馬科斯的音樂理論為基礎，廣泛探討單元（Monad，一切關係的根源與可能）、二元（Dyad）、三元（Triad）、四元（Tetrad）、五元（Pentad）、六元（Hexad）、七元（Heptad）、八元（Octad）、九元（Ennead）和十元（Decad）在數字與象徵上的數學衍生結果。
西元 1812～1894年	赫姆沃茲 （Hermann Helmholtz）	在其重要的音響學著作《音的感受》（*On the Sensations of Tone*）提到，畢達哥拉斯提出科學之謎：「和諧音為何是由小值整數的比率決定？」傅立葉的分音（泛音）定律，或說諧振定律解開這個謎，顯示任何循環變異量值可用最簡單的變異量值總和表示。

西元 1845 ～ 1918 年	康托爾 （Georg Cantor）	現代集合論的創始人，也是形上數學家，提出的康托爾數組類似整數比的藍道瑪矩陣。無人清楚他是否注意過古代的藍道瑪矩陣。
西元 1891 ～ 1964 年	漢斯凱瑟 （Hans Kayser）	維也納漢斯凱瑟學會（Hans Hayser Institute）會長，畢生研究藍道瑪矩陣的各種可能性，以色彩編碼進行視覺詮釋，並從哲理上解讀藍道瑪矩陣在數學及音樂上的謎團。

本表資料來源：*Lambdoma Unveiled*（*The theory of Relationships*），Strawberry Hill Farm Studios Press, North Berwick, Maine, 1992

☙ 諧和學（Harmonics）史家須具備之解力

諧和學史家須要了解：

(1)拉丁文、希臘文和東方語言。

(2)熟悉古代民族的宗教、神話和象徵主義。

(3)樂理。

(4)科學史（數學和天文學）。

(5)建築史（維楚維斯，Vitruvius）。

(6)文法（聲韻、詩學）。

☙ 諧和學的（Harmonics）應用

諧和學的應用需要有：

(1)樂理（一弦琴，monochord）。

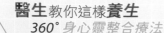
醫生教你這樣**養生**
360° 身心靈整合療法

(2)算術及幾何學。

(3)對諧和學實驗的精神和心靈面效果具有內在接收力。

(4)藉助現代科技解讀音律的意義。

漢斯凱瑟的理論

(1)音譜（tone spectra）中光學與聲學原理間的關係。

(2)地質學、晶體學和植物的諧和面。

(3)小提琴形狀與音樂法則（Laws of Music）間的關係。

(4)所有諧和圖形都能從內在感受，並透過心靈檢驗其正確
性。「由於所有和諧的數字關係都是比例，而比例都能以
視覺呈現，因此有可能直接將聽覺換成視覺。這種『聽覺
視覺』（audition visuelle）才是和諧象徵主義的真正境界。
諧和圖形在這個境界中變得具有靈性。」

(5)靈性圖形可以是喜（諧和，consonance）或悲（不諧和，
dissonance）。

(6)音程是心靈感應（psychic）的形式。

(7)音樂中的「黃金分割」是由以中央 C 往上數的三度和六
度（E 和 A）音構成。

諧和有聲圖形的有機和靈魂形式

諧和有聲圖形的有機和靈魂形式需要有：

(1)設計專屬新符號，擺脫音調記號，建立專屬符號和公式。

(2)能調節自然形體和靈魂的聲學因子定律和原理。

(3)聲音是我們靈魂和理智的表達媒介。

捫心自問

(1)留多少時間給自己的靈魂，而非小我（ego）？

(2)你留多少時間省思自己來到世間的原因，還有工作的意義（除了賺錢餬口外）？

(3)明白你只有在靜心狀態中才能茁壯。

(4)在藍道瑪中，一致的射線（identity rays）有助於個人認識選擇的路（透過顏色、形狀、聲音和脈輪）。

(5)明白我們反映了原子和晶體的結構及形成。這就是你！

諧和學是研究各種對應與關係的理論，諧和學的科學身心基礎為泛音音列（八度、三度和五度）的自然律。各時代和民族對這些音程都有共通的敏感性，因此一定是呼應了各時代及民族共通的精神形式。

諧和結構建立於下列三度音、八度音和五度音的基礎，或可說是諧和量子律（Laws of Harmonical quanta）：

(1)振動的弦分成二等分、三等分、四等分，泛音音程距離會遞減。

(2)彈跳的球距離會遞減。

(3)落體定律，距離會遞增。

(4)生命的脈衝和週期。

(5)生物原始毒性和之後的衰減。

(6)歷史上文化的衰微。

(7)對應類比世界的靈通感應。

◆ 諧和學是研究諧和音與不諧和音的理論

(1)波長是間隔、弦長或是風琴管。

(2)頻率是時間、弦或鐘擺的往復動作。

(3)波長和頻率互為倒數。

5-1 音樂療法與十二經絡

　　七脈輪是古印度心靈能量的中心，對應身體的器官與腺體，具有調整內分泌與賀爾蒙的影響力。十二經絡是中國醫學智慧，是依照十二個時辰運行，具有調整生理機能、增強臟腑能量，達到治病、防病、養生的功能。

　　每個脈輪對應三條經絡：五臟（心肝脾肺腎三焦）及六腑（小腸、膽、胃、大腸、膀胱、心包）的音樂治療，只要將七輪對應的音樂，配上三個相關經絡的音樂處方即可。

輪位	對應腺體器官	七輪音樂	經絡	經絡對應症狀	經絡音樂
頂輪	• 松果體 • 松果腺 • 腦上半部	RRR118 RRR119	心經	心悸、心律不整、心臟疾病、甲狀腺機能亢進、頭昏、眼花、盜汗、健忘、失眠、心煩、心痛、癲癇症、精神疾病	RRR232 RRR145
			膽經	膽結石、腹瀉、黃疸、口苦、胸背痛、偏頭痛、昏眩、耳疾、頸旁腋下淋巴結炎、厭食、膽怯易驚、失眠、多夢、精神疾病、下肢外側痛、運動障礙	RRR225 RRR138
			心包經	心臟疾病、心源性肝硬化、腋腫、心慌、面紅、心煩、婦科病、精神疾病	RRR233 RRR146
眉心輪	• 下視丘 • 腦下垂體 • 視丘 • 腦下腺 • 腦下半部 • 眼 • 耳 • 鼻	RRR116 RRR117	小腸經	耳聾、耳鳴、重聽、肩頸僵硬、肩臂痛、扁桃腺炎、咽喉炎、淋巴結炎、聲帶病、甲狀腺機能亢進、頸椎間盤突出	RRR228 RRR141

醫生教你這樣**養生**
360° 身心靈整合療法

眉心輪		肝經	肝疾病、經痛、卵巢病變、生殖系統肌瘤、不孕症、更年期、遺精、攝護腺疾病、腸胃潰瘍、禿髮、頭暈目眩、眼疾、牙周病、面班、青春痘、口乾舌躁	RRR235 RRR148
		三焦經	耳聾、耳鳴、多汗、喉嚨腫痛、肩臂肘外側痛、水腫、淋巴水腫	RRR221 RRR134
喉輪	• 甲狀腺 • 副甲狀腺 • 嘴巴 • 喉嚨 • 甲狀腺 • 支氣管 • 耳 • 鼻	心經	心悸、心律不整、心臟疾病、甲狀腺機能亢進、頭昏、眼花、盜汗、健忘、失眠、心煩、心痛、癲癇症、精神疾病	RRR232 RRR145
	RRR114 RRR115	三焦經	耳聾、耳鳴、多汗、喉嚨腫痛、肩臂肘外側痛、水腫、淋巴水腫	RRR221 RRR134
		心包經	心臟疾病、心源性肝硬化、腋腫、心慌、面紅、心煩、婦科病、精神疾病	RRR233 RRR146

		心經	心悸、心律不整、心臟疾病、甲狀腺機能亢進、頭昏、眼花、盜汗、健忘、失眠、心煩、心痛、癲癇症、精神疾病	RRR232 RRR145
心輪	• 胸線 • 心 • 肺 • 血液循環系統 • 免疫系統 • 內分泌系統 • 淋巴系統	RRR112 RRR113	肺經	感冒、鼻炎、支氣管炎、肺結核、肺氣腫、肺癌、左心功能不全、哮喘、胸悶、咳嗽、咽喉炎、胸漲、毛髮枯竭、皮膚太油或太乾	RRR223 RRR136
			膽經	膽結石、腹瀉、黃疸、口苦、胸背痛、偏頭痛、昏眩、耳疾、頸旁腋下淋巴結炎、厭食、膽怯易驚、失眠、多夢、精神病、下肢外側痛、運動障礙	RRR225 RRR138
太陽輪	• 胰腺 • 肝 • 脾 • 胃 • 膽囊 • 胰臟 • 神經系統 • 陽性消化系統	RRR110 RRR111	胃經	不欲食、易飢、消化不良、吵雜、吞酸、吐酸、脹氣、呃逆、胃脹、胃痛、口臭、嘔吐	RRR229 RRR142

太陽輪			肝經	肝疾病、經痛、卵巢病變、生殖系統肌瘤、不孕症、更年期、遺精、攝護腺疾病、腸胃潰瘍、禿髮、頭暈目眩、眼疾、牙周病、面班、青春痘、口乾舌躁	RRR235 RRR148
			膽經	膽結石、腹瀉、黃疸、口苦、胸背痛、偏頭痛、昏眩、耳疾、頸旁腋下淋巴結炎、厭食、膽怯易驚、失眠、多夢、精神疾病、下肢外側痛、運動障礙	RRR225 RRR138
臍輪	• 腎上腺 • 脾 • 胰 • 大小腸 • 膀胱 • 腎臟 • 闌尾 • 陰性消化系統	RRR108 RRR109	脾經	中風失語、肌無力、慢性胃炎、胃及十二指腸潰瘍、胃神經官能病、賁門／幽門疾病、肝炎、胰腺炎、膽囊炎、膽結石、腸脹氣、腸炎、消化不良、中暑、舌癌、延髓麻痺、結腸癌、糖尿病、子宮腫瘤、卵巢囊腫、結腸囊腫、膀胱腫瘤、營養缺乏症、內分泌性水腫、黃疸、關節炎、痛風	RRR225 RRR138

臍輪			大腸經	腹痛、腹脹、腹瀉、腸鳴、便祕、痔瘡、結腸癌、直腸癌	RRR234 RRR147
			腎經	頻尿、尿失禁、夜尿、畏寒、眩暈耳鳴、遺精、陽痿、不孕、崩漏、婦科病、發育遲緩、智力不足、未老先衰、癡呆、腰膝酸軟、骨骼疏鬆、足跟痛、失眠多夢、心悸、健忘、潮熱盜汗、生殖系統病	RRR227 RRR140
海底輪	• 性腺 • 大小腸 • 膀胱 • 卵巢 • 睪丸 • 性器官	RRR106 RRR107	小腸經	耳聾、耳鳴、重聽、目黃、肩頸僵硬、肩臂痛、扁桃腺炎、咽喉癌、腮腺炎、淋巴結炎、聲帶病、甲狀腺機能亢進、頸椎間盤突出	RRR228 RRR141
			大腸經	腹痛、腹脹、腹瀉、腸鳴、便祕、痔瘡、結腸癌、直腸癌	RRR234 RRR147
			膀胱經	膀胱炎、疲倦昏沉、感冒、頭痛、身痛、喉痛、脊痛、坐骨神經痛、腰椎間盤突出、腰椎增生、腦中風、更年期、禿頂、頭皮屑	RRR222 RRR135

十二經絡養生保健音樂

十二經絡是依照日、月一定循環的次序，相應於十二時辰運行，聯繫人體的五臟六腑，是人體完整的自我調節控制系統。

微宇宙音樂依據自然諧和律製作，為全方位身心靈整體醫療，聆聽微宇宙音樂很容易達到天人合一的境界，接收宇宙源源不絕的能量，達到自我治癒的能力。

1 肺經：屬肺，絡大腸，並於胃、喉相連。

- 時間：3 am ～ 5 am。
- 經絡音樂：RRR223、RRR136。
- 作用：呼吸、甲狀腺、皮膚。
- 功能：呼吸、氣體交換等機能。
- 疾病：感冒、鼻炎、支氣管炎、肺結核、肺氣腫、肺癌、左心功能不全、哮喘、咳嗽、咽喉炎、胸脹、毛髮枯竭、皮膚太乾或太油。

2 大腸經：屬大腸，絡肺。

- 時間：5 am ～ 7 am。
- 經絡音樂：RRR234、RRR147。
- 作用：呼吸道、皮膚、鼻、咽喉。
- 功能：消化、吸收、分泌營養、分清理濁等機能。

- 疾病：腹痛、腹脹、腹瀉、腸鳴、便祕、痢疾、瘜肉、痔瘡、結腸癌、直腸癌。

③ 胃經：屬胃，絡脾。

- 時間：7 am ～ 9 am。
- 經絡音樂：RRR229、RRR142。
- 作用：胃腸道、乳房、膝蓋。
- 功能：消化機能。
- 疾病：胃下垂、不欲食、易飢、消化不良、吵雜、吞酸、吐酸、噯氣、呃逆、胃脹、胃痛、口臭、嘔吐、胃炎、胃潰瘍、十二指腸潰瘍。

④ 脾經：屬脾，絡胃，並與心及舌根相連。

- 時間：9 am ～ 11 am。
- 經絡音樂：RRR220、RRR133。
- 作用：免疫、內分泌、糖尿、肌肉。
- 功能：造血、統血、消化、吸收、調節血糖等機能。
- 疾病：中風失語、肌無力、慢性胃炎、胃及十二指腸潰瘍病、胃神經官能病、賁門／幽門疾病、肝炎、胰腺炎、膽囊炎、膽結石、腸脹氣、腸炎、消化不良、中暑、舌癌、延髓麻痺、結腸癌、糖尿病、子宮腫瘤、卵巢腫瘤、結腸腫瘤、膀胱腫瘤、營養缺乏症、內分泌性水腫、黃

疽、關節炎、痛風。

5 心經：屬心，絡小腸，並與咽部及眼部相連。

- 時間：11 am ～ 1 pm。
- 經絡音樂：RRR232、RRR145。
- 作用：腦、頭、神智。
- 功能：調節血液循環、大腦皮層之機能。
- 疾病：心悸、心律不整、心臟疾病、甲狀腺機能亢進、
  高血壓、頭昏、眼花、盜汗、健忘、失眠、多夢、心煩、
  心痛、癲癇症、精神疾病。

6 小腸經：屬小腸，絡心，並與胃、眼和內耳相連。

- 時間：1 pm ～ 3 pm。
- 經絡音樂：RRR228、RRR141。
- 作用：十二指腸、肩膀、腹瀉。
- 功能：消化、吸收、分泌營養、分清理濁等機能。
- 疾病：耳聾、目黃、肩頸僵硬、扁桃腺炎、咽喉炎、腮
  腺炎、淋巴結炎、聲帶病、耳鳴、重聽、甲狀腺功能亢
  進、肩臂疼、頸部無法左右轉動、頸椎間盤突出。

7 膀胱經：屬膀胱，絡腎，並與腦相連。

- 時間：3 pm ～ 5 pm。
- 經絡音樂：RRR222、RRR135。

- 作用：80%脊椎系統、20%泌尿系統、關節、足部。
- 功能：儲存經腎臟過濾的廢物及多餘水分，並排出體外。
- 疾病：膀胱炎、疲倦昏沉、感冒、頭痛、身痛、喉痛、脊痛、坐骨神經痛、腰椎間盤脫出、腰椎增生、腦中風、更年期、禿頂、頭皮屑。

8 腎經：屬腎，絡膀胱，並與脊柱、肝、隔膜、喉部、舌根、肺、心、胸腔相連。
- 時間：5 pm ～ 7 pm。
- 經絡音樂：RRR227、RRR140。
- 作用：生殖器、泌尿系統、腰、耳、腦、足部後跟。
- 功能：具生殖、過濾分解、分泌等機能作用。
- 疾病：頻尿、尿失禁、夜尿、畏寒、眩暈耳鳴、遺精、陽痿、不孕、崩漏、婦科病、發育遲緩、智力不足、未老先衰、癡呆、腰膝酸軟、骨質疏鬆、足跟痛、失眠多夢、心悸、健忘、潮熱盜汗、生殖系統病。

9 心包經：屬心包絡，絡三焦，並與橫隔膜相連。
- 時間：7 pm ～ 9 pm。
- 經絡音樂：RRR233、RRR146。
- 作用：心、胸、胃、神智。
- 功能：調節血液循環、大腦及皮膚機能。

- 疾病：心機梗塞、心絞痛、冠狀動脈硬化、風濕性心臟病、心源性肝硬化、腋腫、心慌、面紅、心煩、婦科病、精神疾病。

⑩ 三焦經：屬三焦，絡心包經，並與耳、眼相連。
- 時間：9 pm ～ 11 pm。
- 經絡音樂：RRR221、RRR134。
- 作用：淋巴、發炎、賀爾蒙、呼吸、消化。
- 功能：調節生理機能、體液、神經、消炎、大腦皮層神經等功能。
- 疾病：耳聾、耳鳴、多汗、咽喉腫痛、肩臂肘外側痛、水腫、淋巴水腫。

⑪ 膽經：屬膽，絡肝。
- 時間：11 pm ～ 1 am。
- 經絡音樂：RRR225、RRR138。
- 作用：膽、呼吸、胃腸道、脖子、眼睛、微血管。
- 功能：消化、輔助調節內臟機能等。
- 疾病：膽結石、腹瀉、黃疸、口苦、胸骨痛、偏頭痛、昏眩、耳疾、頸旁腋下淋巴結核、厭食、膽怯易驚、失眠、多夢、精神疾病。

⑫ 肝經：屬肝，絡膽，並與生殖器、胃、橫隔膜、咽喉、

眼球相連。

- 時間：1 am ～ 3 am。
- 經絡音樂：RRR235、RRR148。
- 作用：生殖器、眼、肝、神經、頭、筋。
- 功能：造血、解毒、血液淨化及部分神經等機能作用。
- 疾病：各種肝疾病、莖痛、卵巢病變、生殖系統肌瘤、不孕症、更年期、遺精、攝護腺疾病、腸胃潰瘍、禿髮、頭暈目眩、眼睛疾病、牙周病、面斑、青春痘、失眠多夢、口乾舌燥。

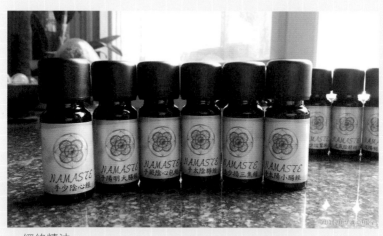

➥ 經絡精油

5-2 音樂療法與五行

 藍道瑪矩陣諧和音樂

行星諧和頻譜音樂（天人合一的音光同步技術）

從「宇宙大爆炸」諧音要素所創造的銀河系、太陽系、行星及生命本體是依據「類星體音樂（the music of the quasars）」所演化而來。藍道瑪鍵盤是唯一可演奏出「類星體音樂」中包含生命比例、頻率及諧和旋律的樂器。

宇宙萬物既有固定的頻率，自然諧和律是宇宙的根本。藍道瑪音光同步諧和頻譜是聯結大宇宙與小宇宙最直接有效的方法。

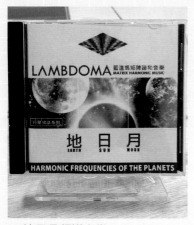

➥ 地日月頻譜音樂

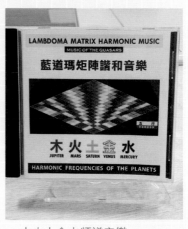

➥ 木火土金水頻譜音樂

陰陽平衡

◁ 地頻譜音樂（公轉 272.2 Hz；自轉 389.4 Hz）

　　基地台、手機、電腦的使用，嚴重影響地球的磁場，地球頻譜音樂，具有自動修復地球頻率及軌道的功能，降低電磁波及輻射波干擾，維持生態平衡，提升免疫功能，擴展人類大愛。

・功能：

(1)調整地球頻率及軌道：提升免疫功能。

(2)降低電磁波及輻射波干擾。

(3)提升人類的大愛：激發愛心、慈悲心。

(4)維持生態平衡：促進動植物生生不息的成長及發育。

・聆聽時間：白天、晚上。

 ## 陽性

◁ 日頻譜音樂（公轉 332.8 Hz；自轉 355.1 Hz）

　　基地台、手機的電磁輻射波嚴重影響太陽光的照射。透過太陽頻譜的音樂，具有增強生命能量，提升身體免疫功能，及促進生態的平衡。

・功能：

(1)增強生命能量：適合身心靈失調、精神虛弱的人使用。

醫生教你這樣**養生**
360°身心靈整合療法

(2)太陽自轉的頻率對應在紅血球、巨紅細胞、單核白血球及血小板。

(3)生態得到平衡：陽光普照，大地回春，動植物生生不息的運作。

• 聆聽時間：早上、農曆初一至十五。

陰性

📢 *月頻譜音樂（公轉 443 Hz；自轉 389.4 Hz）*

地球與月亮的自轉頻率相同，人類受月亮引力的影響，初一、十五容易生病。月亮頻譜音樂依照自然諧和律製作，具有自動平衡修復的功能，降低精神疾病的發生。透過月亮頻譜的音樂，情緒得以平緩，寧靜安詳，怡然自得。

• 功能：

(1)調整月亮自然諧和頻率：具有心靈深度淨化的功能，免於受睡眠失調、躁鬱、過動、經痛的困擾。

(2)回歸生命的本源：調整情緒穩定，寧靜安祥。

• 聆聽時間：晚上、農曆十六至三十。

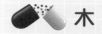 # 木

木星頻譜音樂（公轉 367.2 Hz；自轉 473.9 Hz）

- 身體對應的關係：肝藏血。

 屬木主生。促進全身氣機的展放，調節肝、膽的疏瀉。

- 旺相時間：丑時（1～3時）。

(1)肝藏魂，木星傳氣給肝，木星和肝同步運動，是肝的貴人。

 肝傳氣給心，心傳氣給腎，腎又傳氣給肝。

(2)木星自轉頻率對應淋巴球、嗜中性白血球、嗜鹼性白血球。

- 特質：自信達觀，樂觀進取，和諧融洽，具有智慧理想，宗教哲學觀，與神性、靈魂有關。

- 占星學意含：木星是太陽系中最大的行星，有著穩定和明亮的光芒，因此被視為象徵幸運的吉星。它總是和「擴展」這個觀念有關。

 # 火

火星頻譜音樂（公轉 289.4 Hz；自轉 378.5 Hz）

- 身體對應的關係：主血而行血。

 屬火主長。促進全身氣機提升，調節心臟、小腸。

- 旺相時間：午時（11～13 時）。

(1)心藏神，火星直接作用於心臟，給心臟傳少陽之氣。

(2)火星轉頻率對應嗜中性白血球、嗜鹼性白血球、單核白血球。

- 特質：具有強烈的企圖心、自信心和行動力，勇敢果決，開創新局，展現活力與行動力。

- 占星學意含：火星是最靠近地球外圍的行星。火星的行動力很強。行星角度好的人，明辨是非，處事知所進退；具有積極、勇敢、果斷的力量。

 土

🔊 **土星頻譜音樂（公轉 295.7 Hz；自轉 455.4 Hz）**

- 身體對應的關係：生血與統血。

  屬土主化。促進全身氣機的穩定，調節脾胃。

- 旺相時間：辰時（7～9 時）。

  黃庭宮，土星下傳送真氣給胃，協調與胃臟相應的星宿。胃中真氣滿了，會自動流向脾臟。

- 特質：個性拘謹內向，保守盡責，受到傳統規範限制，堅持執著，嚴守責任與紀律。

- 占星學意含：土星所代表的人生方向，是以保守為原則。

在占星學上暗示著命運中的困難與危機。同時也代表著個人性格上的弱點、缺失及應變之道。

金

◁ 金星頻譜音樂（公轉 442.5 Hz；自轉 409.1 Hz）

- 與身體對應的關係：肺主氣。

  屬金主收。促進氣機的內收，調節肺、大腸。

- 旺相時間：寅時（3～5時）。

  肺藏魄，金星下傳金氣給肺臟，從恥骨入人體，由任脈直上入肺，至大腦。

- 特質：具有愛情觀、財富觀、審美觀，及吸引力，傳播喜悅與和諧。

- 占星學意含：金星是最靠近地球的星球，在黃道上運轉比地球要快。屬女性的、陰性的星，代表愛情觀、愛情運。金星表現「魅力」，即吸引人的力量，帶來與他人和解及調和的力量。主導愛情觀與愛情運、理財方面的影響及價值觀等。

醫生教你這樣**養生**
360° 身心靈整合療法

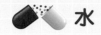 **水**

水星頻譜音樂（公轉 282.4 Hz；自轉 421.3 Hz）

- 與身體對應的關係：腎主水。

  屬水主藏。主納氣。促進全身氣機的下降，調節腎與膀胱的功效。

- 旺相時間：酉時（17 ～ 19 時）。

  腎藏精，直接給腎臟傳腎水之氣。

- 特質：心智反應，知性交流，開悟的人生，善於溝通、表達，邏輯分析。

- 占星學意含：水星在十二星座的位置，關係著個人心智的活動，無論是理性或抽象的觀念、記憶力與分析事物的能力、對日常事務的處理，都屬於水星掌管的領域。水星主控個人思考的模式、導向及溝通能力；並能引導出每個人的創造力，揭露出影響一個人的決斷力及表達能力。

5-3 音樂療法與脈輪氣場

脈輪療法是運用廣大宇宙能量與自身能量的共振來消除身心壓力，增強免疫功能的最好方法。所有的脈輪都是相連的，當一個脈輪做治療時，其他脈輪系統都會受到影響。人體本身是一個

小宇宙與大宇宙產生自然的律動與共振，微宇宙音樂是利用音樂將自然的諧和律反射到聆聽者的意識中，以促進身心靈的健康，當身體不適時，有自然調整的功能是身心靈整體醫療。

🔊 頂輪（精神能量輸入中心）480 Hz

- 位置：頭部頂端（百會的位置）。
- 顏色：紫色。
- 音階：與 B 音階產生共振。
- 特性：與自性、靈性相關。
- 功能：天人合一。

🔊 眉心輪（直覺力）448 Hz

- 位置：眉心上方的額頭中央（第三眼）。
- 顏色：靛色。
- 音階：與 A 音階產生共振。
- 特性：與理想、靈感有關。
- 功能：統合、平衡。

🔊 喉輪（空）384 Hz

- 位置：位於喉嚨、後頸部。
- 顏色：藍色。
- 音階：與 G 音階產生共振。
- 身體關聯：關節。

- 手腳關聯：手拇指、腳拇指。
- 特性：與溝通、表達有關。
- 功能：心腦連結。

心輪（風）352 Hz

- 位置：心的位置（兩乳中間的位置，膻中穴）。
- 顏色：綠色。
- 音階：與 F 階產生共振。
- 身體關聯：（＋）肩膀、（○）腎臟、（－）腳踝。
- 手腳關聯：手食指、腳第二指。
- 特性：與愛心、慈悲心有關。
- 功能：心量與願力。

太陽輪（火）320 Hz

- 位置：位於胸骨基部之處。
- 顏色：黃色。
- 音階：與 E 音階產生共振。
- 身體關聯：（＋）頭／眼、（○）太陽神經叢／腹部、（－）大腿骨。
- 手腳關聯：手中指、腳第三指。
- 特性：與情緒、反應有關。
- 功能：心力的結合。

🔊 臍輪（水）288 Hz

- 位置：位在肚臍與命門的中間（丹田）。

- 顏色：橙色。

- 音階：與 D 音階產生共振。

- 身體關聯：（＋）胸腔、（○）骨盤、（－）腳底。

- 手腳關聯：手無名指、腳第四指。

- 特性：與力量、意志力有關。

- 功能：力量中心。

🔊 海底輪（地）256 Hz

- 位置：位於脊柱底端，在陰竅的位置。

- 顏色：紅色。

- 音階：與 C 音階產生共振。

- 身體關聯：（＋）頸部、（○）結腸、（－）膝蓋。

- 手腳關聯：手小指、腳小指。

- 特性：與生活、生存有關。

- 功能：安定與力量泉源。

🔊 副脈輪：手掌輪

- 位置：手掌。

- 身體關聯：（＋）肺、（○）結腸、（－）小腿。

- 副脈輪：腳底輪。

- 位置：腳底。
- 身體關聯：（＋）頸、（○）橫隔膜、（－）會陰。
- 功能：與大地相連。
- 副脈輪：膝輪。
- 位置：膝蓋後方。
- 功能：身心動作的平衡與彈性。

七輪音樂與器官／內分泌／賀爾蒙的對應

身、心靈、脈輪對應：

身：太陽輪、臍輪、海底輪（主身心、肉體、現實、慾望）。

心：心輪（主身與靈、理想與現實的協同作用）。

靈：頂輪、眉心靈、喉輪（主靈氣、精神、理想）。

頂輪音樂（中脈 118、119／心靈淨化 1247、1248）

- 腺體：松果體，與樹枝突神經叢相連。
- 器官：松果腺及腦的上半部。
- 心靈功能：心與靈性連接在一起，以神性整合人性，並結合神性與人的命運，此輪和身心靈統合與心想事成有關。

眉心輪音樂（中脈 116、117／心靈淨化 1245、1246）

- 腺體：下視丘、腦下垂體，與腦下垂體神經叢相連。
- 器官：主要為視丘、腦下腺、耳、鼻、眼睛及腦的上半部。

- 心靈功能：與內在的生命探索、靈性的啟發、直覺力、靈感、預知力、規劃力有關。

喉輪音樂（中脈 114、115 ∕ 心靈淨化 1243、1244）

- 腺體：甲狀腺、副甲狀腺，與咽喉神經叢及全身新陳代謝有關。
- 器官：嘴巴、喉嚨、甲狀腺、支氣管、耳朵及鼻子。
- 心靈功能：改善對人的判斷、批評、溝通的恐懼，幫助心智的開啟。

心輪音樂（中脈 112、113 ∕ 心靈淨化 1241、1243）

- 腺體：胸線、淋巴系統，與心臟神經叢相連。
- 器官：心、肺、胸線、血液、循環系統及免疫與內分泌系統。
- 心靈功能：與愛心、慈悲心、同情心和諧有關。

太陽輪音樂（中脈 110、111 ∕ 心靈淨化 1239、1240）

- 腺體：胰腺，與太陽神經叢相連。
- 器官：肝、脾、胃、膽囊、胰臟、神經系統、陽性消化系統
- 心靈功能：所有情感的能量中心，平衡時思想清明、自信、自律、自制、容易學會新事物，感情、情緒是否穩定，與此輪有關。

✑ 臍輪音樂（中脈 108、109 ／心靈淨化 1237、1238）

- 腺體：腎上腺、攝護腺，與薦股神經叢相連。
- 器官：脾、胰、大小腸、膀胱、腎臟、闌尾、陰性消化系統。
- 心靈功能：與力量、活力及意志力有關。

✑ 海底輪音樂（中脈 106、107 ／心靈淨化 1235、1236）

- 腺體：性腺，與骶骨神經相通。
- 器官：大小腸、膀胱、性器官（生殖泌尿系統）。
- 心靈功能：與性徵、力量及安全感有關，有助釋放恐懼及憂鬱、頹喪、絕望、自卑，得到平安，充滿活力。

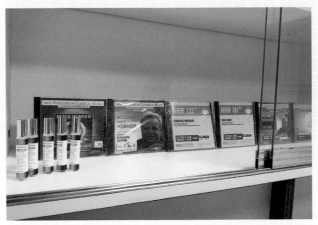

➥脈輪精油與脈輪音樂

5-4 音樂處方

項目	功能	處方籤
放鬆 （處方編號 931）	面對緊張的生活，身心得到放鬆，精神愉快是消除百病之根本。 (1)可快速進入腦波阿法波，達到身體全然放鬆，心情的平靜及平和。 (2)可分泌內啡呔，使焦慮、緊張、害怕的心情迅速消除，產生愉悅。	基礎處方： 931、934、143 加強處方： 107、941、942 密集處方： 105、127、122
生命力 （處方編號 101）	生命力表達最清楚在於「知足常樂」，行動力及願望是否得到滿足。 (1)可提升精氣神，提振一天的活力精神。 (2)可直接與五臟六腑產生共鳴共振，除了調整失調的「心肝脾肺腎」的功能，同時也能提供源源不絕的力量。 (3)可提升生命活力，更積極、更快樂，對於精神不振或體力不濟的人，是最佳的精神能源補充劑。	基礎處方： 101、932、943、937 加強處方： 102、103、941、935 密集處方： 128、119、921、140

醫生教你這樣**養生**
360˚ 身心靈整合療法

和諧 （處方編號 102）	和諧即是陰陽調和、風調雨順，對一個國家、家庭而言都是最為重要的相處之道，可化解衝突對立於無形。 (1)可紓解壓力、調整情緒，避免不必要的衝突及抱怨。 (2)可使夫妻和諧、家庭圓滿。 (3)使公司成員和諧快樂、上下同心、協力合作。 (4)使人和睦相處、移風易俗、達到寓教於樂。	基礎處方： 102、147、 101、941 加強處方： 103、951、 931、934、105
內分泌調整增強 免疫系統 （處方編號 103）	身心靈不平衡是導致內分泌失調及免疫功能低落的主因，癌症、慢性病、心臟病、肝病、糖尿病、肺功能、腎功能失調等，為內分泌失調及免疫功能低落所引起。 (1)改善睡眠、紓解壓力、消除頭痛、提升身體免疫力、減少頭昏眼花。 (2)改善反應力、記憶力及注意力不集中的現象，同時也能消除不安及沮喪的心情，使身心恢復健康，積極從事各種活動。 (3)接受放射線治療的病患在聆聽醫學共振音樂，可立即感受到精神放鬆，心情開朗，就連疼痛也會立即緩解。	基礎處方： 103、931、 932、937 加強處方： 951、102、 101、921 密集處方： 105、113、 132、148

嬰兒與母親 （處方編號 942）	母子連心，母親的身心健康深深影響到孩子的健康。寶寶能聽到輕柔動聽的音樂，媽媽也能隨著音樂舒緩緊張、疲倦的精神，使母子間的互動更加親密和諧。 (1)0～6歲的幼童智能均衡的發展，最重要的工具是雙腦及全身同步的音樂。 (2)能促進兒童腦部神經網路的建立，對幼兒心智的成熟幫助很大，可以使身心靈達到健全的發展。 (3)使孩童更合群、有愛心、同理心。	基礎處方： 942、931、 934、933、951 加強處方： 105、132、 935、101、102 密集處方： 128、118、 123、135、127
婦科 （處方編號 105）	婦女疾病中最主要的有頭痛、偏頭痛、經痛、更年期障礙、心臟病及骨質疏鬆症，主要為內分泌失調及身心失衡引起的病變。 (1)可快速消除焦慮、緊張的毛病，使身心靈達到平衡及快樂。 (2)可分泌鴉片鹼的嗎啡物質，快速消除頭痛、偏頭痛及痛經的問題。 (3)可調整交感神經、副交感神經，並分泌內啡呔的賀爾蒙，可減緩婦女的老化現象，恢復年輕美貌。 (4)可消除更年期障礙恢復正常的性生活。	基礎處方： 105、931、 942、951 加強處方： 132、112、 145、102 密集處方： 933、127、 934、941

醫生教你這樣**養生**
360˚ 身心靈整合療法

創造力 （處方編號 935）	偉大藝術家、發明家等創作皆來自創造力。可以有效激發靈感（作用於前額智慧體）可激發出源源不絕的創意。 (1)能刺激神經網絡（NQ），活化腦細胞，使創造力、學習力增強，有效增長智慧（NQ 是打開智慧的法門）。 (2)達到 EQ×IQ×NQ 的相乘效果（情緒指數 × 智商指數 × 神經網絡指數）。 (3)適合藝術工作者、企劃工作者、學習遲緩、過動兒，是開啟智慧最好的方法。	基礎處方： 935、937、941、940、132 加強處方： 942、101、943、128、102 密集處方： 127、103、125、139、110
神經性皮膚炎、牛皮癬 （處方編號 933）	壓力對於皮膚病具有惡化的現象，只要降低心理、生理壓力，則罹患神經性皮膚炎及牛皮癬的風險因子自然減少。 (1)對於神經性皮炎及牛皮癬患者搔癢引起的失眠症現象有明顯的改善。 (2)神經性皮炎及牛皮癬患者的焦慮現象有明顯的改善，對於皮膚病患者身心的治療效果非常好。 (3)對神經性皮炎及牛皮癬患者的精神狀態及高血壓症狀有明顯的改善，使身心得到鬆弛。	基礎處方： 933、114、931、937 加強處方： 943、101、921、128 密集處方： 130、932、126、138

紓解壓力 （處方編號 932）	80 ～ 90％的疾病是由壓力引起，壓力引起的主要疾病有失眠、頭痛、偏頭痛、高血壓、憂鬱症。 (1)能有效調整交感神經及副交感神經的作用，可使壓力降低使身心達到平衡。 (2)可分泌快樂賀爾蒙，是女性恢復青春及返老還童的良方，可降低安眠藥、鎮定劑的服用劑量與副作用。	基礎處方： 932、931、940 加強處方： 934、102、132 密集處方： 129、112、134
失眠 （處方編號 106）	一般失眠現象主要為焦慮、緊張、憂鬱及生理的病痛所引起，嚴重者甚至影響生活作息。 (1)可快速消除焦慮及憂鬱。 (2)會分泌類嗎啡物質，可快速消除疼痛。 (3)迅速調整睡眠狀態及生理時鐘，增強再生能力（如專注力、記憶及決策力等）提升工作效率。 (4)可降低安眠藥鎮靜劑的服用劑量及副作用。	基礎處方： 106、931、933 加強處方： 934、940、951 密集處方： １３６、１０５、102、120
頭痛、偏頭痛 （處方編號 133）	精神上的焦慮與身體的疼痛是引起頭痛及偏頭痛的主因。 (1)可使體內自然生成的嗎啡趨於正常化，可迅速消除頭痛 (2)能使睡眠趨於正常。	基礎處方： 133、931、934 加強處方： 942、102、933 密集處方：

醫生教你這樣**養生**
360°身心靈整合療法

	(3)能夠啟動人體內的抗氧化活動，對於治療頭痛、偏頭痛效果非常卓越。 (4)可調整身體頻率，消除肌肉及神經性的過度緊張，有效解除頭痛、偏頭痛。	132、951、117、128
焦慮緊張 （處方編號951）	生活中無形的壓力是造成焦慮緊張的主要原因。 (1)能快速消除焦慮、緊張、害怕，使身心達到平衡。 (2)可快速調整腦波至阿法波，心情得到寧靜，有效消除負面情緒。 (3)降低鎮靜劑、安眠藥的服用劑量，並降低藥品的副作用。	基礎處方： 951、931、934、935 加強處方： 145、103、942、102 密集處方： 132、128、109、937
勇敢面對人生 （憂鬱症） （處方編號921）	不愉快的童年，不愉快的家庭生活（單親），在面對生命缺乏勇氣時，常是憂鬱症的主因，孤獨無依的老人，也常引起憂鬱症。 (1)可提升生命力及活力，勇敢面對生命的挑戰。 (2)可快速通過腦部的神經網絡，使腦部的能量傳導達到平衡，尤其是在前額葉的部位，快速消除不愉快的情緒，使身心平衡。 (3)可調整腦波進入阿法波，同時分泌快樂的賀爾蒙，使身心靈達到平衡。	基礎處方： 921、931、934、935 加強處方： 942、951、943、105 密集處方： 132、128、111、142

心臟循環系統 （處方編號940）	壓力引起的焦慮、緊張是高血壓引起的主因，肥胖缺乏運動，常是心臟及循環系統不良的主因。 (1)可快速調整焦慮、緊張的情緒，使身心全然放鬆，同時具有降低血壓的作用。 (2)可與五臟六腑產生共振作用，對於心臟、肝臟、脾臟、肺臟、腎臟及胃、大腸、小腸、膽、膀胱等，具有調整及強化的作用。 (3)可自然調整心臟的頻率，對於呼吸循環與慢性病具有明顯改善的功能。 (4)有促進再生的功能，除了消除焦慮、憂鬱之外，聆聽後可使心情產生愉悅，恢復體力及精力，讓精氣神具足。	基礎處方： 940、931、934 加強處方： 943、108、127 密集處方： 128、105、144
感覺神經系統 （處方編號941）	中風、失智症、過動兒、自閉症、兒童學習遲緩、癲癇，主要為感覺神經失調引起。 (1)可以經過迷走神經，腦部80～90％能量是由耳朵傳導，對於在腦部神經系統的病變，醫學共振音樂扮演著舉足輕重的角色。 (2)對失智症、過動兒、自閉症、學習遲緩者，都具有改善反應能力、學習能力、專注力、記憶力的效用。	基礎處方： 941、931、940 加強處方： 932、115、101 密集處方： 921、133、127

	(3)使心情平和、精神舒暢，達到身心統合的作用。 (4)使左右腦達到平衡的功能，使感覺神經達到統合的作用。	
疼痛及手術後 疼痛 （處方編號 943）	關節疼痛、手術後疼痛、癌症、慢性疾病引起的疼痛，主要因經絡、血脈、神經系統，不適引起的疾病。 (1)聆聽醫學共振音樂時人體會分泌嗎啡物質的賀爾蒙，可快速消除疼痛。 (2)可與身體產生共振的作用，快速打通經絡、抒解疼痛。 (3)可讓身心放鬆，抒解焦慮情緒，對於身體的疼痛，有非常正面的效果。 疼痛是生病的警兆，最好能找出真正病因，常服用鎮痛劑，必須特別注意腎臟衰竭的問題，最好能改由音樂配合養生功練習。	基礎處方： 943、931、934 加強處方： 951、921、101 密集處方： 128、110、146
懷孕及胎教 （處方編號 934）	懷孕前三個月的準媽媽，容易有流產的現象，而懷孕後期的孕婦則常有失眠、頭痛、偏頭痛、焦慮、憂鬱及早產的現象。 (1) 8％的台灣兒童有學習遲緩的現象可幫助改善情況。 (2)可消除焦慮、緊張，避免流產及早產。	

	(3)可抒解孕婦的失眠、頭痛、偏頭痛等症狀，並可提升孕婦的生命活力。 (4)可產生愉悅的心情，同時會有愛心及慈悲心，此點對孕婦及小孩都是最重要的心靈教育。 (5)母親懷孕 18 週時胎兒即有聽覺的能力，耳朵發育成熟，醫學共振音樂自然諧和的音樂是最佳的選擇，可啟發胎兒聰明的智慧及身心靈的平衡發展。 (6)可以提升孩童的免疫系統。	基礎處方： 934、931、933 加強處方： 940、942、951 密集處方： 102、135、117
集中精神及記憶力 （處方編號 128）	精神無法集中及記憶力無法增強，主要受制於腦部神經系統的傳導不良，及壓力引起的腦波混亂（β 波）的影響所致。 (1)可刺激腦部的神經網絡，活化腦細胞，快速達到雙腦同步的效果，增強專注力、直覺力。 (2)可迅速調整腦波至 α 波，將焦慮、緊張的情緒消之於無形，使 EQ & IQ 達到平衡，有效提升工作效率及讀書效率。 (3)能增強決策力、行動力，具有事半功倍的效果。 (4)是集中精神及記憶力的最佳選擇。	基礎處方： 128、931、941、130 加強處方： 940、101、105、127 密集處方： 951、121、124、141

醫生教你這樣養生
360° 身心靈整合療法

十二經絡音樂處方

序號	經絡名	音樂編號	行經路徑	治療範圍
1	肺經	RRR223	屬肺，絡大腸，並於胃、喉相連。	咳嗽、支氣管炎、氣喘、胸悶、肩頭酸痛、五十肩、水腫、皮膚病。
2	大腸經	RRR234	屬大腸，絡肺。	消化不良、腹瀉、便祕、喉嚨痛、牙痛、發燒、驚悸。
3	胃經	RRR229	屬胃，絡脾。	消化不良、胃痛、胃腸病、咽喉痛、無力、黃疸。
4	脾經	RRR220	屬脾，絡胃，並與心及舌根相連。	消化不良、胃痛、胃脹、糖尿病、四肢冰冷。
5	心經	RRR232	屬心，絡小腸，並與咽部及眼部相連。	心率不整、心臟疼痛、失眠、盜汗、胸脇痛、腦神經衰弱。
6	小腸經	RRR221	屬小腸，絡心，並與胃、眼和內耳相連。	耳聾、目黃、頰腫、下含部腫脹引起肩頸部僵硬不能迴轉、咽喉腫痛、肩臂外側後緣痛、下腰痛。

7	膀胱經	RRR222	屬膀胱，絡腎，並與腦相連。	遺尿、精神病、頭頸、腰背部、臀部疼痛、痔瘡、中風後遺症。
8	腎經	RRR227	屬腎，絡膀胱，與脊柱、肝、隔膜、喉部、舌根、肺、心、胸腔相連。	遺尿、遺精、頻尿、陽痿、月經失調症候群、腰痛、氣喘、水腫、下肢無力。
9	心包經	RRR233	屬心包絡，絡三焦，並與橫隔膜相連。	胸腔心臟部位疼痛、心悸、心煩。
10	三焦經	RRR221	屬三焦，絡心包經，並與耳、眼相連。	耳聾、耳鳴、咽喉腫痛、肩臂肘部外側痛、腹脹、水腫、遺尿、淋巴水腫。
11	膽經	RRR225	屬膽，絡肝。	口苦、耳聾、目眩、偏頭痛、胸脇痛、下肢外側痛、運動障礙。
12	肝經	RRR235	屬肝，絡膽，並與生殖器、胃、橫隔膜、咽喉、眼球相連。	頭痛、偏頭痛、腰痛、月經、更年期不適、小腹痛等婦科病、口咽乾燥等肝病、生殖泌尿器官。

醫生教你這樣**養生**
360° 身心靈整合療法

Chapter 3

生物能與靈數 檢測

1 生物能信息醫學
Bioenergetics and Bioinformational Medicine

　　現代科學已確知，宇宙中的任何生物體都有電的存在，當然人體除了生物化學變化以外，物理場也不斷地變化，這些變化是以波的形式存在，目前廣為人知的如心電圖、肌電圖、腦電圖。

　　人體中的波能以「共振」的方式和其他物質互動，因此如針灸，即可能是通過特定頻率的旋轉或提插手法引起共振，進而透過經絡系統調節人的身體機能。

　　而如無線電波、微波、紅外光、不同頻率的可見光等，彷彿帶有「信息」，在適當的頻率下，即可透過共振而被人體「接收」，進而影響人體的生理、心理。在古代一些難以解釋的共振現象，可能被用「氣」、「靈」等方式表述，近代則常被稱為「場」。

　　生物能信息醫學界認為，人體的能量狀態，可以解釋很多西醫無法解決的疑難雜症。然而現代西醫學界大部分的人對於能量這套理論，還是多所保留，他們認為氣、能量這些概念實在太玄了。有些相信能量醫學的人則認為生物能所展現的是人的物理面，能量只是解釋身體運作的一種方式。此外，由於健保保險不

醫生教你這樣養生
360°身心靈整合療法

給付、某些檢測時間較長、儀器標準化與操作技巧等問題，使得此項技術僅為小眾使用。

相信生物能醫學的人則認為，此項技術能作到預防醫學的「早期診斷」、個體化治療的「精確定性定量」等目標，也是東西方醫生溝通的共通語言，是整合中西醫臨床執業心得的「利器」之一。

凡是用科學儀器研究生物體上能量變化的信息，探知這種信息和健康之間關係的醫學，即為「生物能量醫學」，或是「信息醫學」，也有人稱為「氣醫學」，因此藉著儀器能在人體出現病變以前的早期發出預警以達預防的效果和目的。

台灣生物能信息醫學的研究，大多是參考德國赫尼曼的同類療法（本書 Chapter 1 第 6 章）、德國傅爾醫生的傅爾電針（本書 Chapter 3 第 2 章）、日本中谷義雄的良導絡（本書 Chapter 3 第 2 章）、中國傳統經絡，以及崔玖教授、周德愷博士與鍾傑（已故）教授的推廣。目前生物能檢測常見儀器如後所述，後述內容較專業，有興趣的讀者可以繼續往下閱讀。

提升生物波動能量

該如何提升生物波動能量呢？可從兩方面來看：

✦ 生活形態

(1)依照生理時鐘作息，讓身體運作自然順暢。

(2)適度伸展身體與運動，能量不停滯。

(3)搭配體質攝取對應蔬果，例如水型體質適合黑色水果。

(4)均衡適度補充微量元素。

(5)練習有效的放鬆技巧，如瑜珈或腹式呼吸。

✦ 環境創造

(1)接觸負離子（如登山吸收芬多精、市售負離子機）以平衡
正離子（如手機、電腦、電器用品）對身體的損害。

(2)使用具有正向能量的音樂。

(3)選擇合適的花精、水晶等能量產品。

(4)接觸正向思考或具有正向能量的人。

(5)減少穿晦暗色系的衣服或環境擺飾。

(6)學習正向思考或修行。

能量醫學檢測儀器發展史

年代	國家	儀器名稱	功能
1950 年代	日本	良導絡經絡儀	經絡電位
	德國	EAV 穴位檢測儀	經絡電位
1960 年代	德國	MORA BICOM	EAV － EDS
1970 年代	俄羅斯	ARDK 穴位反射儀	經絡穴位神經反射
	日本	MRI.MIRS 能量轉寫儀	經絡電位
1990 年代以後	台灣	秦值儀 神農 21	EAV
1996	美國	QUANTUM（Qxci）	電子信息生理反饋
1997	日本	QRS	皮膚肌肉神經反射
2002	台灣	十二經絡能量分析儀	經絡電位結合電腦
近年受矚目	俄羅斯 德國	3D-MRA NLS	融合光譜、音頻及量子共振信息生理反饋
	奧地利	I-FEEL	整合身心靈信息，融合 LS 與 NLS 系統的生物能掃描儀

製表：胡宗明

2 經絡儀與穴位檢測儀

Automatic Reflective Diagnostic Kinetic

西元 1975 年德國神經解剖學家傅爾（Reinhold Voll）醫師，發表他 20 年來設計低直流電壓的電針灸檢測和能量調和診療器，簡稱「傅爾電針」（ElectroAcupuncture by Voll, EAV）證實了經絡穴位的存在位置和能量流動的形式。

 ## 傅爾醫師和中谷義雄博士的貢獻

(1)利用探穴棒測定經絡體表手指 20 和腳趾 20 穴位的電阻抗，定位出各臟器及系統的能量流動路徑，以及之間的相關聯性。經絡平衡時，指針落在 0 ～ 100 尺度的 50 左右，高於 50 就是能量亢進，是實證，而低於 50 為能量不足的虛證。

(2)經由傅爾電針的篩檢，可在病人尚無任何自覺症狀以前，從皮膚電位的異常表現發現早期的疾病。

(3)傅爾醫師提出牙齒是人體電磁訊號之傳輸中心理論，經由不同部位的牙齒，將電磁訊號傳輸至人體不同的重要器官

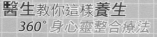
醫生教你這樣養生
360° 身心靈整合療法

系統，他認為人體 80％能量阻塞源自於牙齒與下顎。

(4)傅爾電針可經由其調和及共振的功能，篩選出對病人最適
合且最需要的藥品。

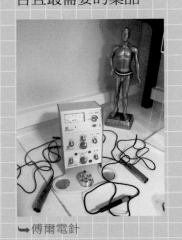
➡傅爾電針

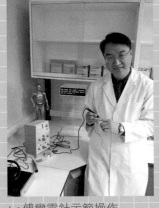
➡傅爾電針示範操作

沒多久，在西元 1950 年代日本中谷義雄博士，亦發展出「良導絡」經絡檢查儀，他利用 12 伏流電壓研究皮膚電阻與病症之關係。他們二者的研究證實了中國十二經絡及奇經八脈的存在，確立經絡電性特點為低電阻且導電性大，且「良導絡」於 1949 年問世，經絡檢查儀可作為病症的檢測法，在國際的醫學研究上已經運用了六十餘年，具有不可抹滅的歷史貢獻。

由於經絡的氣、血等活動都是在表皮層以下的真皮層與皮下組織間隙之中，因此這種檢測方法需要透過棉花與生理食鹽水去滲透皮膚，在受測者皮表的每條經絡上的代表穴道中輸入一股微

弱的電流，然後把電流輸入到角質層以下的穴道中，延著經絡傳輸到電極的另一端，與受測者手上握住的電極形成一個循環迴路，以檢出電阻抗數值，據此判定經絡的通暢程度，亦稱之為皮膚的電性反應。

而生物體內的電磁場來源是在細胞膜當中鈉、鉀離子的幫浦機制過程中產生離子的流動，這些微小的流動會根據安培定律產生微弱的磁場。採用電磁感應技術的經絡檢測設備運用對磁性具有高度敏感的元件來感測生物體的磁場訊號，當經絡的電流通過而出現微弱磁場，感應元件就能夠立即偵測到訊號，經過繁複的運算後可以量化非常微弱的磁信號，並通過連接線傳輸到信號處理系統上。

以解剖學為核心的現代醫學重視的是人體實質結構與體內臟腑是否發生損害，在「已病」之前的「未病」階段並無法透過高科技的生化檢驗與影像醫學的輔助而察覺。但是「未病」階段並不代表完全健康，而是還沒真正的罹病，大多數初期的疼痛與不適都是發生在「未病」階段，這是人體健康發生異變的警訊，也被稱作「亞健康狀態」。這時的異變呈現在人體能量傳導的異常，現代醫學對此無能為力，卻恰好是中醫學最擅長的領域。「未病」階段是相當容易處理的階段，採用中醫的方式進行治療亦可獲得快速有效的治療。中醫的辨病與辨證，所運用的氣血、八綱、六

氣、五行等名詞，都是人體能量的變化，這些能量的變化則是呈現在人體的經絡系統之中。因此，探測經絡的能量變化即可得知人體在「未病」階段的健康狀態是否已經產生異變。

近年來研發成功的經絡磁波檢測系統，突破了經絡傳統電阻檢測的瓶頸，使用電磁波感應技術，降低了檢測的誤差與操作的困難。另外新研發的即時經絡監測系統——經絡道更是中醫科學化的重要里程碑。經絡道可以在短時間內探測體內十二經絡的能量虛實狀況，可以在最短時間內取得人體五臟六腑運作機能。

日本的中谷義雄博士認為，每個人的實際狀況皆不相同，衡量的標準也不盡相同，所以應該以每個人的體能值為標準，來觀察有哪些經絡的能量在受測者是特別異常的。這樣的理念符合中醫因人而異的「辨證論治」思維，因為每個獨立的個體均可能因為體質、年齡、性別、患病狀況，以及環境的地域、季節、溫度、濕度等因素所影響。

關於經絡檢測數值的分析技術，簡單來說，在進行經絡能量判斷時，首先要觀察其平均體能值，當體能值落在 40 ～ 60 之間的時候是屬於正常的體能範圍，體能值太高則表示處於亢奮狀態，太低則表示體能較為虛衰。但在實際運用時，體能值的高低仍須加入受測者本身的因素，以及環境因素等綜合判斷，方可獲得較佳的評估結果。若將體能值比喻為受測者個人的資產，則體

能值越高，就有越多的資產分配能力，可以享有較高的生活品質。反之，則資產分配能力較差，雖然同樣可以生存，但生活品質相對較差，且遇到突發狀況時將難以應變。以此體能值為標準，可分析左右共二十四條經絡的個別虛實狀況，若某條經絡的檢測數據遠高於體能值，則表示這條經絡的生理狀況相對於受測者是相當亢奮的，以中醫的觀點來看，通常是受到陽邪的侵擾，包括熱邪、暑邪與燥邪；若為虛衰，則是受到陰邪的侵擾，包括風邪、濕邪與寒邪。

亢奮與虛衰都以程度加以區分，往上的方向稱之為亢奮反應，往下的方向稱之為衰退反應。超出體能值越多則越明顯。我們將其區分為正常生理範圍：該經絡的數值與平均體能值的差異在＋8％與－8％之間時，表示這條經絡相對於這個受測者而言，是處在趨近平衡的較佳狀態。

生理性反應

如果有某一經絡值大於＋8％到＋16％之間（亢奮）或小於－8％到－16％（虛衰）之間，我們稱該器官已出現不自覺症狀，表示此條經絡稍微產生變化，屬於亞健康狀態。

機能性反應

如果有某一臟腑之經絡值大於＋16％到＋24％之間（亢奮）或小於－16％到－24％之間（虛衰），我們稱該經絡已出現偶

醫生教你這樣養生
360° 身心靈整合療法

發性的異常症狀，但尚未能經過一般儀器檢驗或感受到的臟腑機能變化，屬於亞疾病狀態。

◁ 病理性反應

如果超出＋24％（亢奮）或－24％（虛衰）則表示該器官或經絡可能已有病理性反應發生，這時表示這條經絡已經到達可以感受到，或檢查到的病理狀態。

根據儀器所顯示的圖表與個別經絡的數據，即可進一步計算出整個人的陰陽比例、上半身與下半身，以及左半側與右半側的能量分布。尚可據此計算出五行、六氣、八綱、體質等各種傳統中醫的判斷標準，可將傳統的主觀判斷以科學的方式轉為客觀的數據，利於統計、分析、發表論文等學術研究，更可促進醫病之間的良好溝通，讓治療的成果得以用圖表與數據的方式呈現給患者，不論在已病階段或未病階段都是不可或缺的驗證工具。

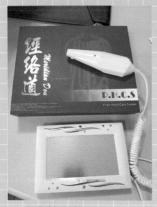
➥穴位檢測儀

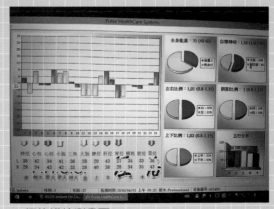
➥經絡道檢測畫面

◁ 儀器功能

- 體能：所有經絡能量平均值，評估個人元氣、體能狀態。

- 陰卅陽：評估臟和腑之間的氣血狀態及全身代謝狀態。

- 上卅下：評估個人的精神活動狀態。

- 左卅右：評估全身神經肌肉骨骼運動系統及氣血循環狀態。

- 自律神經：評估內臟調節系統狀態。

◁ 十二經絡與器官關係

- 肺經：呼吸道、甲狀腺、皮膚。

- 大腸經：口（齒）、肩、皮膚、鼻、咽喉。

- 胃經：口腔（齒）、鼻、上眼瞼、乳腺、膝蓋、胃腸道。

- 脾經：胃、肋間部組織、腦、免疫內分泌、氣喘、糖尿病、癌。

- 心經：腋窩、腦、心臟、頭。

- 小腸經：耳、十二指腸、肩膀（五十肩）。

- 膀胱經：眼、鼻、腦、體液、粘膜組織、脊椎系統。

- 腎經：腎上腺、耳、生殖泌尿系統、腰、生殖器。

- 心包經：心臟、血管。

- 三焦經：淋巴、眼、發炎。

- 膽經：眼、頭、脖子、微血管、偏頭痛。

- 肝經：生殖器官、脅肋組織、眼、肝、神經。

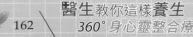

3 量子重力能量檢測儀
QxCi

　　QxCi 主要是利用能量（頻率）的掃描，再應用生物回饋之各種程式校正、降低，或去除生物體的壓力源和負向電反應，使生物體回復至平衡和健康的境界。QxCi 之生物回饋系統主要是設計用以發現、調整和治療生物體之各種不同的壓力。

　　生物體內的每種器官組織系統，皆能產生其特有的頻率，而我們身體的經絡系統主要的功能，就是在維持各個器官組織系統間頻率的穩定和諧，使我們身體達到體內環境恆定的目的。

　　與我們身體細胞一樣的是，那些致病原例如說是病毒、細菌、真菌、寄生蟲等，也同樣有共振頻率，而我們的身體正無時無刻的與這些頻率相互作用，使我們的行為、語氣、情緒、身體機能不斷的發生變化。

　　我們的身體和大腦對於這些外界刺激會產生離子交換反應現象，這現象就如閃電般快速，卻能被 QxCi 給擷取，並且利用回饋環套系統，將擷取的脈頻平衡或歸零後，再以交替脈送回至體內的反應部位，以達到改變身體頻率，進而達到治療目的，如改善疼痛、調整惡性為良性、強迫性格至沒有煩惱和平衡等。

◁ **QxCi** 使用的程式

QxCi 是藉由許多程式的設計來達成上述的目的：

(1)過敏評估減敏程式。

(2)神經誘發電位程式。

(3)順勢療法程式。

(4)神經語言程式。

(5)牙齒程式。

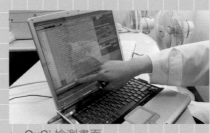

➥QxCi 檢測畫面

(6)經脈調整程式。

(7)自動極性治療程式。

(8)生物區三向（氧、水、酸鹼）平衡調整程式。

(9)脊椎調整程式。

(10)顏色治療程式。

(11)脈輪的治療程式。

(12)營養程式。

(13)抗老程式。

(14)脂肪組織消解程式。

(15)超學習程式。

(16)心電圖／腦電圖──器官評估

醫生教你這樣**養生**
360° 身心靈整合療法

4 核磁光波共振儀
3D-MRA、IFEEL

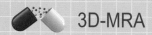 3D-MRA

　　3D-MRA 當初由俄羅斯太空總署研發，主要是因為太空人於太空飛行時，必須長期忍受身體機能變化的各種狀況，再加上任務重大又遊走於未知的外太空，心理的煎熬與壓力，旁人無法體會。因此，當時的蘇俄中央科學院承政府之命，由多位知名科學家主導的研究機構，終於研發出透過地球與太空船間的遠距診斷系統。

　　人體是由不同的系統組成，各系統由不同器官組成，各器官由不同組織組成，各組織由不同細胞組成。細胞是由分子所組成，分子又由原子組成，原子內含質子、中子、電子。還有一些比原子還小的微粒子，統稱為量子。量子因為非常小，所以它不但具有粒子性，而且呈現線性並具波動性，有波動就有所謂振動頻率。

　　振動會產生能量，有關能量的重要研究，主要始於西元1900 年德國學者蒲朗克的量子理論，及西元 1905 年愛因斯坦所

提出之相對論。依據兩位專家學者的理論，不論是物質或能量，都是由光子、量子等基本粒子所組成，這些粒子都是以波動的方式不斷地運動著，所以同時具有物質和波（能量）的特性，稱之為「波粒二元性」。

傳統物理學或數學是以線性的觀點來解釋我們身處環境的種種現象。因此，有關生理頻譜心律變異性（HRV）的訊息分析也是以線性的理論（Linear System），包含經由時域及頻率的運算轉換為數據資料。然而現今許多環境、物理及生物系統，會出現不同於線性模式的複雜行為特徵，這是一種屬於非線性且不穩定的狀態。也正是這種狀態才形成了現實世界的無限多樣性及宏觀的美學。

人體是一個極複雜的系統，具有多種層面，每個層面都有獨特的豐富訊息與多樣化，可說是一個內在節律振動平衡後的巧妙組合。從分子層面到整個系統，彼此之間互相影響調控，構成相當複雜的網絡機制。因此，要處理這樣複雜與動態的系統訊息，就需要有一系列尺度的分析模式。

量子渾沌理論（Chaos theory）就是在研究這種考慮許多因素的理論，其中最有名的就是蝴蝶效應（指在一個動力系統中，初始條件下微小的變化能帶動整個系統的長期的巨大的連鎖反應，是一種渾沌的現象）。依此理論當負面情緒形成後，會漸漸

醫生教你這樣**養生**
360°身心靈整合療法

影響人體從分子層面、細胞到器官而形成病變。依據上述的理論背景，進而開發出具備有許多參數在其中的非線性系統（NLS, Non-linear System），尤其是 3D-MRA。

3D-MRA 又可以稱 3D-NLS（Non-Linear Analysis System），3D-MRA 原是指三維核磁共振血管造影（3 Dimention-Magnetic Resonance Angiography）。俄羅斯所研發的此非線性健康分析系統則是指三維多層面核磁共振分析（Analysis），是經由時域、頻率、空間（人體內在空間）三維多層面的非線性分析且同時融合了聲納音譜共振、光譜共振及量子共振分析理論而形成的整合式系統。

依據量子理論，「疾病」可以說是長期存在於體內的病理性振動訊息，累積至某一程度後，觸發成為病理性的現象及反應的一種狀態。因此，疾病的形成應是一種進程，沒有任何時刻是完全相同的，這又符合了順勢醫學的理論。

另一方面，由於疾病代表生物體的訊息協調與平衡受到干擾。造成干擾的原因有好幾種，又可以視之為不和諧的磁場波動振盪，而產生干擾，影響身體的正常功能運作。

3D-MRA 非線性分析系統是使用「熵（Entropy）」做為分析的指標，「熵」簡單說就是用來描述一個系統當中的混亂程度。自然界中的事物，大多會往趨向於最大亂度（最大的熵值）的方

向發展，生物體為了維持生命現象正常有序，因此會盡量降低它的熵值。所以，一個健康的個體或細胞，熵值是比較低的；若是細胞的功能不正常，無力維持有序且平衡的生理活動，熵值就會上升。

依據量子熵邏輯理論，發現生物分子在接收到光波刺激之後，會將其能量暫時提高，形成暫時的亞穩狀態。然後從亞穩狀態再度回到穩定狀態時，原本吸收的能量會散射出來，改變生物原有振動型態，形成特殊的光譜，此時便可以測量其熵值。依照所測定得到的光譜特性與熵值，3D-MRA 系統就可以針對細胞功能正常與否進行比對分析。

3D-MRA 系統是利用借由體內組織、個別細胞所發出獨特生物波的特性來追蹤身體狀態的儀器。每一個器官、每一個細胞都是一個小小的廣播電台，會發射以及接收訊息。頻率交錯點即生物活躍點（測量點）。人體具有電子訊息傳遞的架構，對於外在的訊息刺激會予以回應。由經絡（能量的行徑）獲得的資料使我們能推論身體能量的一般狀態。

傳統，自我調節建立於體內信息流正確無誤的基礎上，信息控制了身體所有涉及生命的重要過程，一旦信息流失或失調將對生命造成威脅，所以壓力、老化、疾病或是急性、慢性、病理過程是使信息流失的重要原因。物質實體包括了質量、能量、訊息。

身體之所以能夠運作和調適，是因為體內互通訊息所致，因此細胞與細胞之間有訊息交換。

　　基本上 3D-MRA 系統的判讀是以受測者得到某種疾病的機率是多少，當儀器判讀出超高機率時，應到醫院搭配更精確的儀器，做更細部檢查，去了解是否有實質病灶的形成、大小及成因。這種運用物理性的角度來探查我們身體內部的狀態，比較接近傳統中醫由把脈及針灸來解析臟腑之功能與經絡之反應，與一般西醫由生化性及結構性角度來探查身體內部的原理與做法有所不同，但卻更能顯示出早期之病程，亦可協助一般生化及組織器官結構檢查所不足之處。

　　儀器的應用範圍包含：營養保健食品建議、藥物的選擇和比對、能量信息藥劑的製作、器官老化程度、病理形態學、病原微生物、身心健康的評估、生化平衡指數、過敏原分析等。

　　事實上，3D-MRA 的檢測主要是要讓受測者在亞健康情況下能盡早調整自己的生活與飲食習慣，提早防範疾病的發生。把它當成預防醫學的一項非侵入性的重要檢測工具，而非僅是檢測癌症或腫瘤的神奇工具。

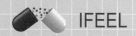 IFEEL

　　近年來，奧地利研發的 IFEEL 實踐的原理，類似廣播或電

視頻道的調頻。藉由內建的生物感測器和多功能控制盒，可快速反覆的運算掃描人體內的生物能量之共振頻率，IFEEL 開啟了一個生物能分析潛在價值的新視野。

「IFEEL™」於西元 2000 年由漢斯・辛德勒（Hans）首次在歐洲推出這一特殊有益， 最先進出眾的信息技術設備。為不斷增加之醫生、自然療法專家、科學家和其他正統與補助醫療界成員所積極利用。西元 2006 年，漢斯・辛德勒開始了與日本江本勝博士合作，專精於水之生物能和頻率之醫療研究，並研究它們和健康的關係。在了解這種技術的能力後，江本勝博士宣布：「 IFEEL plus TM 儀器是最終生物能測量裝置。」

「IFEEL™」是一個可使人體內的能量失調訊息以圖像的方式呈現的生物資訊分析系統。此系統可重整人體健康最新的平衡。「IFEEL™」可準確的考究最新的體內生物場的規律性和其微小的能量路徑。使用者可藉由此機會學習平衡失調的種類和研究如何達到理想成果的方法。「IFEEL™」是以運用出現在生物系統中的量子調節作用為基礎。我們的能量身體裡有其自身特殊的震動或是規律性的波紋。這些波動特徵都可在「IFEEL™」龐大的資料庫數位化，就如同以生動的方式複製資訊。每個圖解都是有系統複製體內的能量場域和其所處環境的訊息複製。此資料庫乃是從所有「健康」頻率中運算而得知。

腦波頻率的上或下震動可顯示出使用者的健康狀態，於「IFEEL™」中代表使用者能量狀態。我們可從使用者的能量狀態和頻率誤差中發展出一個相關特性，而頻率誤差來自於精確的能量狀態，像是人體構造系統、所選的器官，甚至是分布各處的細胞和染色體斷片（chromosome fragments）。能量的評估並非百分百準確，因為人體系統會察覺並且使用者的大腦功能會用潛意識干擾，所以此干擾歸因於非使用者所造成的影響。此信息將會於之後與使用者事先設定的年齡層和器官做比較。使用者的能量評估將會針對每個設定的器官，與標準的數位訊號有所連結。於「IFEEL™」中，有 a1 至 a6 的能量評估等級，a1 表示器官該年齡最原始的能量，至於 a6 則代表器官能量過於負荷。

　　此儀器利用原始訊號的振幅原理，與亞穩態（meta-stable）結構退化的連接而運行。經由干擾外在磁場，分子電流的磁性刺激腦皮層神經細胞（cortex nerve cells）將會流失它的原始屬性。此狀態的衰變適用於一種概述性的訊息。在物理名詞中，此儀器是一個電子振盪器（electronic oscillator）所組成的系統，其與電磁輻射（electromagnetic radiation）的波長產生共鳴。

　　另外，它們的能量足以符合正在減退中的細胞組織能量，而能維持生物體的結構組織。儀器會製造出大腦神經元內的穩固生物電位活動（bioelectric activity），方能選擇性的放大極

微渺小的訊號，而排除固定的波動。在器官狀態的具體明確資訊和組織皆透過一非侵入性的感測器（頭戴式耳機），將所有的資訊聚集於該裝置上，其為現代資訊科技與微積體電路的發明應用。感測器負載著從身體各局部中的「雜訊特性（noise characteristics）」，其為身體各個局部中，所平均、統計下來而得的少量淺顯易見的訊號波動。而在透過 USB 傳輸線傳送到電腦之前，此訊號波動會經由微處理器產生數位序列。

標準圖示和精簡圖示：

(1)完好的能量值 ➡ 1 △ The calculated base value

(2)良好能量狀態 ➡ 2 The optimum energetic condition

(3)一級衰退 ➡ 1st stage of deterioration or strain

(4)二級衰退 ➡ 2nd stage of deterioration or strain

(5)組織損毀 ➡ 5 Breakdown of tissues;degradation

(6)能量超載 ➡ 6 Energetic overload mechanisms

　　每一個含有生物能量的器官和細胞，都有其特殊的振動。我們可透過螢幕的詳細影像，可得知各個器官頻率與環境間的資訊交流的波動狀態，而每個標準測量也有其專屬的電磁波譜（spectrum）。這些為數可觀的標準測量過程已儲存在此資料庫內，並且標記各個標準測量的明確用圖。

針對澄清淨化作用（clarification），動態影像顯示出輸出信號（N）和輸入信號（S）狀態的相較圖。影像呈現出近似標準的參考過程。除此之外，有關受測者的圖像，其可與參考過程的標準測量電磁波譜相互對照，以達到最佳值的評估結果。

◁ 3D-MRA 診斷介面

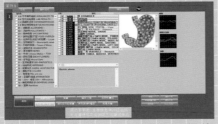

➡ 本操作畫面顯示胃之能量不平衡的位置在神經系統

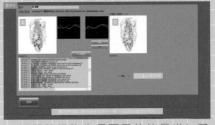

➡ 服用幹細胞生長因子使能量增加了71%

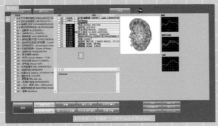

➡ 本操作畫面顯示腎臟能量不平衡的位置在管道系統

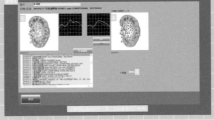

➡ 服用幹細胞生長因子使能量增加了65%

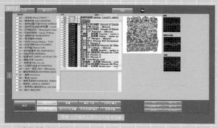

➥ 營養針對鼻腔黏膜有益的營養建議

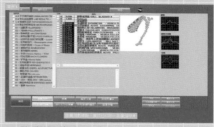

➥ 膽囊運動障礙（已切）能量偏移 4

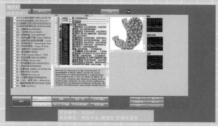

➥ 胃部偏差，供血不足，硬皮症，肥厚性胃炎

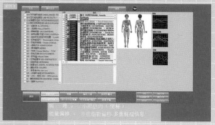

➥ 小腸息肉（便祕）、多重指數偏移、多重腫瘤信息

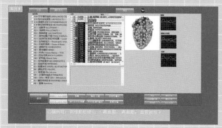

➥ 粥樣動脈硬化

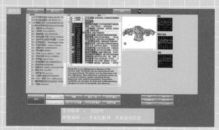

➥ 多重指數偏移、多重腫瘤信息

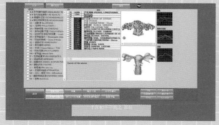

➥ 子宮較不平衡之部位

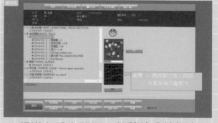

➥ 頻譜有重大問題，紅藍線分離極大

5 虹膜儀檢測
iridology

　　虹膜儀檢測為一項非侵入性檢測，分析原理來自於虹膜分析學，是指透過眼睛瞳孔的變化來推斷個人的身心健康狀態，運用虹膜檢查儀器觀察虹膜呈現的五大現象：坑洞、裂縫、斑塊、線條、顏色的變化，就可以分析全身各部位的健康狀態，甚至連過去所發生的問題、重大事件，也都會反應在虹膜上。虹膜檢測技術雖然不能確定疾病的名稱，但通過虹膜上的圖像信息反射，便有針對性的對身體器官功能狀況進行分析評估和干預，便於早發現、早預防、早治療。

　　所謂虹膜，是指眼睛裡帶有色彩的部位，就是我們通常說的黑眼球，與一般我們熟悉的腳底、耳朵一樣，是人體內臟器官功能的袖珍全息圖，非常奇妙的將人體信息準確的投影在這個小小的球狀信息盤上。它標示明確、徵兆顯著、易於識別，當健康出現失調時會在虹膜反映區出現特別的狀態及色澤，是觀察身體健康的窗口。虹膜代表身體一種訊息通訊系統，它有能力處理非常大量的資訊，它是由大量的各種纖維微細血管及神經結合在一起，形成一個無窮盡的變化體。虹膜是身體面對外界最複雜的組

織，它是神經系統與腦的延伸，賦予千千萬萬神經末梢，細微的血管，肌肉及其他組織。通過頭腦與神經系統，虹膜與身體各器官組織相連接著，透過視神經、脊髓神經等，可接受到它們內外的刺激。它們是由中胚層與神經中層組織形成的，並且含有交感神經與副交感神經系統。

虹膜學屬於全息反射學，能透露身體器官功能的信息，見證人體整個生命歷程的狀況，可提示身體器官功能衰退的程度，毒素的沉積以及精神或其他因素引起的機體各種非健康現象。雖然在虹膜上看不到器官組織本身，但虹膜上相應的區域便是相應的器官反射區，虹膜是人體器官功能的一個縮影。眼睛中的虹膜，是一個非常敏感而特殊的器官，是眼睛中瞳孔外的一種織物狀有色環狀物組織，虹膜雖然是一層薄薄的膜狀組織，但它的基質圖樣是非常獨特的，人與人的虹膜是獨一無二的。虹膜學的意義是在確認虹膜上所顯現的表徵之背後隱藏的含義，而不是去說出病名，因為從虹膜上可以觀察到身體內不同部位的變化及內在器官改變的狀態，遺傳品質和推斷健康情形及康復的可能性。

18 世紀匈牙利一位骨科醫師衣納茲凡比撒里（Ignatz Von Peczely），偶然間從腳受傷貓頭鷹的眼睛，在同側黑眼球下半部發現一條黑色條紋，虹膜呈現黑紋正對應於斷腿位置，貓頭鷹腿的痊癒，黑眼球黑色的條紋消失。當他開始行醫，因為童年的記

醫生教你這樣**養**生
360°身心靈整合療法

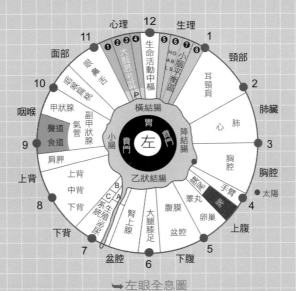

→ 左眼全息圖

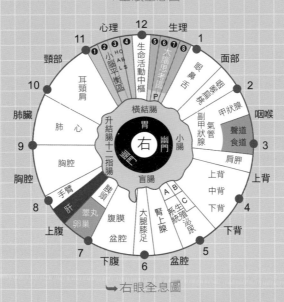

→ 右眼全息圖

憶，每次看診時總會特別留意病人眼球虹膜的變化，慢慢觀察累積記錄。之後，他果然在大量腿疾患者的眼球上，發現當年在貓頭鷹眼睛中所發現的相同症狀。1866年他完成了第一本西方醫學史上關於虹膜觀察的書，這位醫生終其一生鑽研眼球及身體疾病變化在虹膜上的反應點，因而製成全球第一幅虹膜圖。

在歐洲已風行百年以上的診斷方式，其做法是利用一隻放大鏡，加上微細的燈光，以觀察黑眼珠的變化。虹膜診斷吸引人之處在於它可以立即顯示人體內各部位潛伏的病灶，以及器官受損的程度，並透過現代醫檢儀器的檢查，來印證虹膜儀的正確性。

虹膜學的優點

(1)能判斷整體的身心健康、緊張疲勞情況。

(2)身體需要什麼營養。

(3)身體是否有急性炎症，及在哪一個部位。

(4)身體是否有藥物或毒素累積、累積的部位、及累積多寡。

(5)先天性某器官或腺體功能較弱。

(6)能預知潛在性心血管疾病、

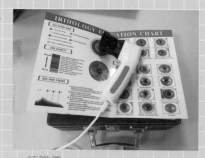
➥虹膜儀

醫生教你這樣養生
360°身心靈整合療法

糖尿病或其他疾病的前兆。

(7)可查出症狀的根源及器官的關係。

(8)可自我檢查，隨時注意身體健康情況。

(9)診斷不談疾病名，只談器官健康情況。

(10)可查出問題皮膚的成因是內分泌異常、胃腸機能障礙、肝機能的降低、自律神經失調、維他命及礦物質的缺乏或外在因素。

虹膜學不能查出的事項

虹膜診斷學到底並非萬能，其無法測知之事項，如：

(1)不能察知血壓或血糖、尿酸等高低，或其他化驗數據。

(2)單憑虹膜不知男女性別。

(3)不知是否懷孕、胎兒性別或胎位正常與否。

(4)不能確定是否有愛滋病或性病。

(5)不能測定患者過去服用過何種藥物，及做過何種手術。

虹膜檢測報告案例

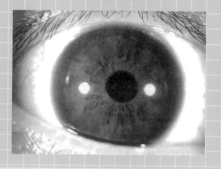 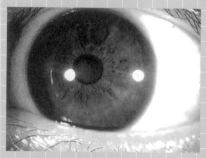

眼睛：右眼	眼睛：左眼
部位：手臂	部位：肺部
顏色：淺色期	顏色：淺色期
形狀：坑洞	形狀：坑洞
症狀體現：局部疼痛、關節活動受損、旋轉時有疼痛感、局部腫脹、有壓痛感等	症狀體現：體乏無力、發熱、全身酸疼、頭痛、頭暈等
傾向：手臂肌肉無力，經常隱痛	傾向：積水、夜咳、肺部腫大、炎症等
保養建議：飲食以清淡為宜，適當休息，局部按摩，適當運動，保持正確姿勢，不宜久坐，注意天氣變化，補充維生素、葡萄籽精華、基本營養素、葉酸、鈣、磷、鉀、矽、鈉、硫	宜食用清肺的食物百合、蓮子、雪梨、蘿蔔、羅漢果、川貝等。忌煙少酒，提升室內外的空氣質量，多吃富含胡蘿蔔素、蕃茄、油菜、小白菜、青椒等，適度鍛煉肺活量。

醫生教你這樣養生
360° 身心靈整合療法

6 人體氣場檢測儀
Power AVS

人體的氣場在過度高亢或是低迷的時候，很容易感染其他人，甚至能被一眼就看出來，最常見的例子就是大病初癒的人，總是給人一種氣場很微弱的感覺。但是有沒有一種更精準的方式來得知自己的狀況，或前面幾篇論述的脈輪有沒有辦法不是透過塔羅、通靈、抓周等需要特殊技能就能一清二楚的科學證據？

依據 Dr. Valerie Hunt 、 Thelma Moss、Schwartz 等醫師自 1970 年起在美國洛杉磯 UCLA 研究，將人體對刺激所產生的生物回饋，例如體溫、肌電圖、腦電圖、心率、皮膚電位活動、呼吸等數據收集比對資料庫，並將比對結果以圖像方式呈現，就能對身體的氣場狀況一目了然。

前面數篇討論到生物能源自於人體最小組成單位（粒子）之間相互振動碰撞產生能量，具體可量測的生物能如體溫、肌電圖、腦電圖、心率、皮膚電位活動、呼吸會因為人的情緒、意念、疾病或與外界刺激互動產生短期或長期的變化，這種細微的變化對多數的人來說甚難察覺，即便敏感體質的人可以察覺出身體的異樣，卻不見得能組合成有意義的數值。

Power AVS 這套儀器將生物回饋所得數據，結合色彩心理學、能量醫學技術，透過與我們身體現況息息相關的氣場（Aura）、脈輪（Chakra）及色彩心理分析，可以進一步推測受試者的人格特質、身心狀況、社交生活及人際關係、感情及親密生活狀況、工作和財務、健康、幸福與未來發展等。

更進階而且非常重要的是，透過這個儀器甚至能讓人更了解自己（像是否積壓過多壓力、心裏有話無人宣洩等），搭配本書提供的各種療法，讓自己的身體更放鬆、減少像壓力等的負面能量衝擊，並了解該如何調適各種負面情緒，好為自己補充能量、改善健康並迎向更好的未來。

氣場分析、講解

氣場分析以當天第一次量的結果最準（氣卦），不建議當次多遍數的氣場量測。除第一次報告為精準報告外，後續每次測得報告只能當該產品對人之影響，判氣場仍應以第一次報告為據。第一次氣卦，後面都為變卦（有變因的卦）。

1 **第一印象最重要**：第一眼直覺，先看整體氣場的光是亮或暗，感覺好（運好）或不佳（運差）這是最準的。第一眼看到氣場給人飽滿的感覺，代表運勢是很好的，而最佳氣場照就是光體飽滿，七個脈輪都是圓的，代表受

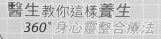

試者身心健康，運勢強。當然反過來的話，氣場有破洞，七個脈輪大小差距甚大，意味著受試者身心失調，運勢起伏較大，感覺就較為顛沛。正確量測得的氣場，精準度高達 80 ～ 90%，剩下的%與未來及外在有關。

2 **氣場顏色**：儀器會顯示出受試者的主光為什麼顏色，這代表受試者主要的性格是哪種大類。身體部位的顏色就是主光，主光共 12 種，分暖色系（紅橙黃＼務實）、中性色（綠、白）及冷色系（藍靛紫＼交心）。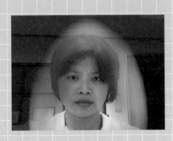接著看氣場右側是過去三個月的運勢，然後頭頂上的顏色是此時此刻受試者心中所思慮的事情，腳側的顏色代表落實在生活的能量，而左側就是未來三個月的運勢，如果心輪部位有特殊顏色，代表心中有事。

3 **氣場異常**：氣場代表一個人展現出來的自信，如果氣場圈太過小，顯示要調整相對辛苦，若氣場上半部有破洞，表示有口舌之災；下半部有破洞，則意味著有大筆金錢會離開自己，而身體氣場上的斑點所在處表示循環較不好，容易感覺酸痛。不過也不是氣場大就是好，若是過大表示受試者浮躁，而且多數時間呈現虛張聲勢的狀態。

❹ 脈輪對應問題：一開始提到的主光，表示有對應主脈輪（例：綠光人主要問題在心輪），脈輪最佳為圓，大及小都是失衡，但大比小好。脈輪有標準光，亮則佳，暗則不好，一旦出現非標準光且偏暗，都非好事，代表該脈輪主管之身心靈層面可能都有負面狀態發生中。其他脈輪的對應可以參考下方說明，基本上七輪能量總表最好將各柱能量平均拉高到 70 以上較佳。

海底輪：事業、體力、財庫。

臍輪：看人際關係、情緒、創意。

太陽神經叢輪：自信、自我、權力。

心輪：家庭關係、愛、接納。

喉輪：表達、溝通、詞彙運用。

眉心輪：直覺、感應、通靈、第六感。

頂輪：智慧、整體覺知。

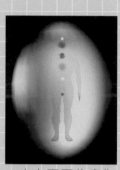

➥由上而下依序為海底輪、臍輪、太陽神經叢輪、心輪、喉輪、眉心輪、頂輪

案例分析（範例）

客戶名字：淑芬

性別：女性

年齡：35 歲

安排淑芬舒適地坐在 AVS 螢幕前，將她的左手擦淨後放在

醫生教你這樣養生
360° 身心靈整合療法

生物回饋偵測儀上，放鬆地持續量測數秒至三分鐘。開始分析螢幕上即時動態的氣場彩光、氣輪活動、體能狀況、生物反饋數據狀況。將報告列印後，開始診斷如下：

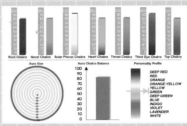

1 **人格特質（Personality Profile）**：基礎彩光是綠光。綠光人非常擅於交際、溝通、外向和真誠。

2 **當下的氣場能量活動力（Current Aura-Energy Activity）**：氣場外圍散發強勁的黃光和暗濁的橙光，顯示過去的生活忙碌而未來將面臨緊張狀態。

3 **氣輪能量活動力（Energy Centers Activity）**：氣輪的能量全部呈現不協調狀態，主要問題可發現集中在太陽神經叢輪及心輪。我們可以看到此兩處的能量發散過強，顯示淑芬為生活投入過多精力，但現在從氣輪看到的過度活躍狀況，代表需要稍做平衡和再充電。太陽神經叢輪過大且變化劇烈（過度興奮狀態），代表消化不良（生理的和感情上的都是），另一方面則可能是淋巴系統、肝或腎系統較弱。心輪部位的異常，顯示可能肺部、肩膀、手臂可能過於緊繃，例如兩肩之間。頂輪看來既不亮也不強，顯示缺乏放鬆，直覺力退失。此部位

的能量必須立即加強。海底輪的深紅變化狀，代表生命力（事業、體力、工作等）脆弱，需要補強。

❹ **生物反饋圖表：**淑芬的生物反饋圖表顯示身體承受輕微的壓力，非常強的情感失衡，身體各部位振動頻率均 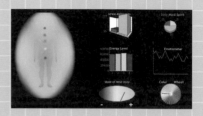 衡。主要問題，顯示集中在情感方面，建議她集中心力擇一處理生命中最重要的問題，並多讓自己敞開心扉。

◁ *Power AVS 適用項目*

Power AVS 適用的項目有：

- 頭痛－緊張、偏頭痛等
- 強調／驚嚇混亂
- 憂慮
- 慢性痛苦
- 創造性、個人發展
- 意識探索
- 高血壓
- 腸過敏，結腸炎
- 無節制
- 無學習能力

- 慢性疲勞綜合症
- 免疫的系統起作用：HIV、癌症
- 關節炎痛苦和有關的機動性
- 行為和忿怒混亂
- 糖尿病的神經病變，傷口治療
- 創傷的大腦傷 TBI 或者 MTBI
- 外傷后的壓力紊亂（PTSD）

- 酒精中毒／癮
- Bruxism（磨牙）
- 沮喪
- 微笑，笑和更深的感情表情
- 癲癇
- Tourrette 綜合症
- 孤獨癖紊亂
- 經前的綜合症（經前期綜合症）
- 睡眠紊亂

7 自律神經功能的檢測法
Autonomic Nervous System Test

　　自律神經又稱為自主神經，當接受到外來刺激，或者來自於身體內部的訊息時，自律神經會自動作出反應，這些神經系統在生理上的反應，並非自我意識所能控制。

　　現代人的自律神經失調多半是因交感神經過度亢奮所引起，如果能提升稍顯低下的副交感神經，讓自律神經傾斜的恢復平衡狀態。特別在生活環境中各種壓力源是主要引起自律神經失調的原因。

　　無論男女多少都會經歷過這種體驗及困擾，遇到身體有不舒服的症狀，但是在做過各種檢查後，卻找不出病因，藥物治療也未見效果的情況發生。

　　至於常問為何需要做自律神經功能的檢查及監測？其主要目地可說是要讓自身能更直覺深入了解本身失調程度情形，對於要如何進行採取有效的保養及改善方法，可以提供有助益的資訊及對策。

不易被了解的「自律神經失調症」

🗸 檢查是否可能有自律神經失調症狀

　　下面列舉一些身體各部位，可能會因為自律神經失調所引起身體不適症狀的例子。回想一下自己是否有過這種體驗呢？

❶ **頭部**：頭暈、頭重、頭痛、臉部潮紅、臉部發燙、頭皮發麻。

❷ **眼睛**：眼睛乾澀、眼睛疲勞、視力模糊、不斷流淚水。

❸ **耳朵**：耳鳴、耳朵內阻塞感、耳朵潮紅、耳朵灼熱感。

❹ **口腔**：口腔內感覺異常、味覺苦澀、舌痛、口腔乾渴。

❺ **咽喉**：咽喉異物感、咽喉阻塞感、咽喉壓迫感、不斷吞口水。

❻ **上肢**：手指發麻、發抖、震顫感覺異常、上肢麻木。

❼ **下肢**：腳部麻木、感覺異常、肌肉抽搐、肌肉痠痛。

❽ **肌肉**：肌肉緊繃、肌肉痠痛、無力倦怠感、腰酸背痛。

❾ **心臟**：心悸、心跳加速、心跳不規則、心跳無力感、胸悶、胸痛、胸部壓迫感、心跳聲強勁。

❿ **肺臟**：呼吸急促、呼吸困難、呼吸不到足夠空氣、不自主深吸氣或嘆氣、呼吸道阻塞感。

⓫ **末梢循環**：手腳冰冷、起坐性暈眩、臉部潮紅、血壓起

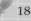
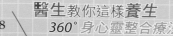

伏。

⓬ **腸胃**：嘔吐噁心、腹脹、打嗝、胃部發熱、胃痙攣、便祕、腹瀉、肛門口感覺異常、便意感頻繁。

⓭ **膀胱**：頻尿、排尿不順、排尿後不適、尿床症、膀胱神經敏感。

⓮ **生殖**：勃起功能障礙、早洩症。

⓯ **皮膚**：多汗症、不出汗、圓禿症。

⓰ **精神**：憂鬱、低潮、恐慌、焦躁、暴怒、注意力不集中、記憶力減退。

　　自律神經失調是用來形容一群難以用生理的原因去解釋的身體症狀。自律神經失調的診斷，必須經過詳細的問診，並安排相關檢查以排除生理的疾病。最好的治療就是養成固定的有氧運動習慣，如慢跑、騎腳踏車。運動可以讓大腦健康、讓肌肉放鬆，同時也可以轉移壓抑的能量，對身體及心理有莫大的幫助。除非診斷已經嚴重到疾病時，才需要考慮藥物治療。

 對自律神經的工作知多少？

◁ *認識自主神經所扮演的角色*

　　人體的生理功能，主要是由內分泌系統及神經系統來控制的，其中神經系統可以分為中樞神經與周邊神經。周邊神經又分

成體神經跟自主神經，自主神經再往下分為三類：交感神經、副交感神經和腸繫膜神經等，分述如下。

(1)交感神經的作用是促使心跳加快、呼吸加速、胃腸蠕動變慢、體溫上升、大量流汗、血壓升高等，導致身體的主要系統的活動力增加，以便應付外來的緊急狀況，例如：壓力、焦慮、緊張、恐慌等等。

(2)副交感神經和迷走神經的作用則是與交感神經相反，促使心跳變慢、呼吸緩慢、腸胃蠕動變快、血壓下降、導致主要的系統活動力降低，並且配合身體休息與睡眠的狀態。

(3)**夜節律的調控：**在白天期間以交感神經為優勢，表現出強勢的元氣力和生命力，從事工作及活動，以及早、午、晚等三餐進食，並進行排泄、腦力、體力、消化等相關生理活動。在夜晚則以副交感神經為優勢，轉成增強舒眠力和恢復力等主要表現，從事休息及睡眠，進行吸收、修護、合成等生理作用。

(4)**陰陽平衡說：**若陽是代表交感神經活性，陰則是代表副交感神經活性。中國古代所謂陰陽平衡意指交感與副交感的交互制衡作用剛好達到平衡狀態，使得神經系統既可以應付壓力，又可以獲得足夠的休息。當交感神經過度刺激時，副交感神經自然會出現，發揮中和的效應，以期達到

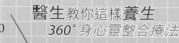

平衡狀態。

❀ 了解負責工作業務為何

　　自主神經的網絡，主要分別經由交感神經與副交感神經（迷走神經）等兩種網絡路徑，負責傳送由大腦人體運行控制中心所發布的命令訊息，到目標身體器官組織，執行所要求活動反應。以下為命令訊息的摘要內容：

1. **血管**：（交感）收縮血管；（副交感）舒張血管。

2. **心跳速率和心搏出量**：（交感）增加心律及心搏量；（副交感）減低心律及心搏量。

3. **腎上腺髓質**：（交感）增加分泌正腎上腺素和副腎上腺素；（副交感）沒有影響。

4. **汗腺**：（交感）汗腺分泌增加；（副交感）沒有神經分布。

5. **氣管和支氣管分支**：（交感）平滑肌鬆弛，管徑加大；（副交感）平滑肌收縮，管徑縮小。

6. **眼睛虹彩**：（交感）鬆弛肌收縮，瞳孔散大；（副交感）括約肌的收縮，瞳孔收縮。

7. **骨骼肌肉**：（交感）鬆弛舒張骨骼肌肉；（副交感）沒有神經分布。

8. **唾液腺**：（交感）唾液分泌量較少；（副交感）唾液分泌量多，為水樣稀薄的唾液。

9 消化器官：（交感）減緩腸胃蠕動；（副交感）增快腸
胃蠕動。

10 肝臟：（交感）促進醣分解作用，減少分泌膽汁；（副
交感）促進醣合成作用，增加分泌膽汁。

11 尿道膀胱：（交感）抑制膀胱壁，收縮括約肌；（副交
感）刺激膀胱壁，鬆弛括約肌。

12 肛門：（交感）收縮肛門括約肌；（副交感）鬆弛肛門
括約肌。

13 生殖器：（交感）射精；（副交感）陰莖勃起。

檢查哪些自律神經功能？

自律神經檢測主要是根據心跳變異度的原理，分別針對在時
間及頻率等兩方面領域，收集再經過量化處理過程，擷取所需要
的關鍵性指標資訊。通常可作為醫界人士在臨床方面正確的診斷
依據，以及當作健康管理的工具，也是醫療科技重大突破的具體
成果。自律神經檢測法可應用所謂「心率變異度分析」（Heart
Rate Variability）的方法，通常縮寫簡稱為 HRV，是一種量測連
續心跳速率變化程度的方法，其計算方式主要是分析藉由心電圖
或脈搏量測所得到的心跳與心跳間隔的時間序列。心臟除了本身
的節律性放電引發的跳動之外，也受到自律神經系統所調控。過

醫生教你這樣**養生**
　360° 身心靈整合療法

去二十年已有不少文獻顯示自律神經系統的調控與心血管疾病相關的死亡率有顯著的關係，例如心因性猝死、高血壓、出血性休克、敗血性休克等。心率變異分析被發現可作為預測發生心肌梗塞後的死亡率的指標。有鑑於心率變異分析以及其與相關疾病的指標的研究逐漸受到重視，為使量測方式能夠趨於一致，西元1996年歐洲心臟醫學會與北美節律與電生理醫學會共同成立了一個工作小組，負責發展適當的標準。其目標包含了命名法的標準化，明確定義量測方法的標準，定義出心律變異度在病理生理學的關連性，以及心律變異度分析測量指標及臨床意義等。

ᐁ 檢查項目內容

至於如何決定需要測量時間的長短，可選取記錄收集 5 分鐘或 24 小時等兩種方式，其中最普遍使用為 5 分鐘方式。常用檢查自律功能的指標，舉例如下面幾種：

❶ **心律安定性及生理節律功能**：具有安定力之平均心跳速度。代表心臟能量消耗的大小，以及提供身體血液與氧氣的程度。在安靜狀態下安定力偏低者，發生心血管疾病的危險明顯增加；相反地除運動員之外，安定力偏高者，也可能表示有心臟方面相關的問題。

❷ **心律波動性及生理反應功能**：心跳間期波動性。心電圖上 QRS 複合波中相鄰兩個 R 波間距。

❸ **自律神經整體活性**：顯示保健力之心率變異度（HRV）及心跳間期的標準差。代表交感神經與副交感神經的交互作用強度，強度較高者，身體狀況健康，但是若過高則可能有心律不整的問題，如果強度較低者則表示比較不健康。一般心率變異度會隨生理老化或疾病的影響，對環境變化反應的可調節變動範圍逐漸變差。

❹ **整體心律變異量評估**：顯示心跳間期波動頻譜範圍（≦ 0.4 Hz）的總功率的能量，全部正常心跳間期之變異量，也就是極低頻、低頻、高頻等活性的總和。

❺ **極低頻範圍功率（≦ 0.04 Hz）**：約占 95％左右整體心律變異量。一般認為與體溫、日夜 24 小時節律之調節變化有關，到目前為止生理意義還不十分完全了解。

❻ **自律神經總體功能指標**：主要顯示生命戰鬥力功能之交感與副交感神經活性。低頻範圍功率（0.04 ～ 0.15 Hz）部分的能量。總體功能越強，顯示元氣強、精力旺盛，對應生理年齡也會比較年輕；表現相反的現象結果則表示元氣較弱，精力虛衰，對應生理年齡較老化。

❼ **副交感神經功能活性**：顯示恢復力功能，高頻範圍功率（0.15 ～ 0.4 Hz）部分的能量。恢復力與戰鬥力維持平衡表示比較佳的狀況，一般而言，女性恢復力相對會

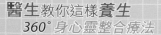

表現比較高一些。恢復力如果遠高於戰鬥力者，可能是有過敏體質、精神不振、易冷、暈眩、起床不易清醒、消化不良、血壓偏低、疲倦、心跳過慢等症狀。

8 **交感神經活性定量指標**：標準化低頻功率能量，單位為百分比，計算方法為低頻功率／（總功率－極低頻功率），近似「低頻功率／（低頻功率＋高頻功率）」。戰鬥力（低頻能量）與恢復力（高頻能量）維持平衡較佳，一般而言，男性戰鬥力會比女性較高一些。戰鬥力遠高於恢復力者，可能有失眠、壓力大、易熱、易怒、易煩躁、血壓偏高、頭痛、心跳過快等症狀。

9 **副交感神經活性定量指標**：標準化高頻功率，單位為百分比，公式為「高頻功率／（總功率－極低頻功率）」。

10 **自律神經活性平衡調節指標**：交感神經調控功能。低、高頻功率部分能量的比值。

11 **短期心律變異量指標**：正常心跳間期之差值平方和的均方根，或者相鄰正常心跳時間間隔的差距超過 50 毫秒（mSec）的比例。

◁ **選取適合測量儀器**

以下分別列舉三種目前販售中自律神經功能分析儀器。

【檢測儀器一】自律神經分析儀（心律變異分析儀）：

由陽明大學、麗臺科技（Leadtek）、威今基因（Wegene）公司等共同合作並結合腦神經研究專家，從專業技術研發出用於醫院使用的自律神經檢查設備。主要收集 5 分鐘或更長時間的心電信號，藉由強大的即時核心技術演算，傅立葉頻譜分析，得到自律神經功能及其交感、副交感功能報告圖，精確地分析出受測者的自律神經功能對全身臟器官的影響程度以及與器質性器官病變篩查的首選方式。為臨床檢測及醫學研究提供了一個比較具有可利用及信賴性的評量工具，同時把對自律神經功能的臨床醫學應用推向一個新的發展目標。主要功能特性有：

(1)提供醫師量化指標與圖像分析自律神經功能。

(2)自動產生報告與多次的功能數值比較分析。

(3)心電圖 R 波分析，供確認檢測訊號的正確性。

(4)慢性疾病，如糖尿病、高血壓、脊髓與周邊神經病變的自律神經功能病況追蹤，與預後程度的參考指標。

(5)疲勞和壓力所引起的頭痛、失眠、胸悶等，二間瓣脫垂、惡性心律不整的原因判定的參考指標。

(6)取得大規模且精準的華人標準資料庫。

(7)靈敏且自動排除不良訊號的標準運算法。強大、精準的即時運算解析分析能力。

(8)簡易圖形（陰、陽活力圖）檢視自律神經功能。

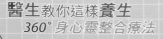

【檢測儀器二】攜帶式心率變異頻譜分析器 SC-101（台灣麗臺科技公司製造）

簡易操作之坐姿手指或電極貼片等兩種測量方式，進行測量使用者 5 分鐘的心電訊號。接著即時執行資料處理作業，從心電圖 QRS 複合波的測量數據中，截取相鄰兩個 R 波間距系列值（心跳間期）的樣本集，再經過離散傅立葉變換演算法的數值計算程序。將時間領域的心跳間隔序列，轉換成頻率領域的活性功率資料，再進行頻譜分析，即可得到心律及心律變異度等相關的目標資訊。

◁ 評估分析主要項目

(1) 5 分鐘心率變異度指標：有平均每分鐘跳動次數、變異、高頻、低頻百分比、極低頻、低頻、高頻百分比、低高頻平衡度比值等評量值。

(2) 雙維度自律神經圖：黑白顏色的陰陽太極圖呈現副交感神經與交神經的調控功能。下頁左圖中（太極圖案）白色面積是交感神經部分，太極圖黑色面積是副交感神經部分，太極圖的圓直徑大小表示交感神經活性大小，以及黑白面積比值說明交感神經及副交感神經的平衡調控（交感神經調控）。

(3) 多維度自律神經圖：自律神經活性之健康五力有安定力

（心跳）、保健力（自律神經整體活性）、戰鬥力（交感神經）、生命力（總體神經功能），與恢復力（副交感神經）等。其各項評量分數範圍為百分量尺，同時參照統計資料庫，可以獲知其評量分數在群體分布中的落點位置。簡易辨別各項評量分數所表示的意涵如下：①若分數 ≦ 1 分則是明顯的過弱；②若分數 < 50 分顯示向降低減弱的方向；③若分數是越接近 50 分（一般人的平均）表示一般正常狀態；④若分數 > 50 分則是傾向增強的方向；⑤若分數 ≧ 99 分則明顯呈現過強狀態。至於自律神經是偏向哪一方？可由交感神經及副交感神經兩者相減的正負值結果來分辨。

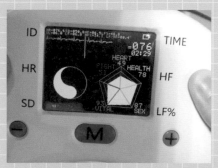

➥ 攜帶式心率變異頻譜分析器 SC-101

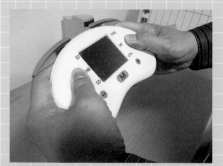

➥ 簡易操作之坐姿手指夾測量方式

【檢測儀器三】心律大師腕式生理監視器（台灣科學地公司研發製造）

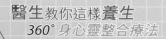

⑴量測心跳、收縮壓、舒張壓、心律不整、心律變異性之自律神經功能總活性，低頻成分之交感神經活性，高頻成分之副交感神經活性，低頻高頻成分比值之交感／副交感平衡指標，以及 5 分鐘內不規則心跳數等八個生理參數。

⑵具中醫脈象分析（即脈診儀）功能。測量報告項目包括有：脈波峰數、脈位（浮脈、中脈、沉脈）、脈數、脈高、強弱脈、上升下降（主峰角、第一波谷）、血管緊張度（弦脈）、不規則脈等。以非侵入式提供心臟、血管及血液動力學之多重生理參數。

⑶中醫師及西醫師最常用到的參數是血管緊硬度，即周邊血管阻力。此參數短期可因焦慮緊張變高，而長期過高即表示動脈硬化。

⑷測試時即時觀看脈波。

⑸能分析動脈硬化、二尖瓣膜脫垂、大動脈閥開閉不良等心血管疾病。

⑹印出自律神經檢查報告、心血管檢查報告及脈象檢查報告。

⑺隨機即時功能可用於功能性 HRV 測試，如平躺後站立、運動後心跳與 HRV 恢復速度，劇烈運動後心律不整測試等。

(8)具波－波間距對時間做圖功能，即時及後續分析。

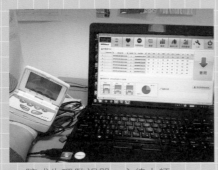
➥腕式生理監視器—心律大師

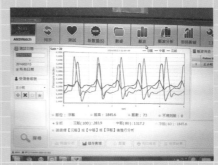
➥脈象圖分析功能

 ## 監測及追蹤

關於需要進行自律神經功能做監測追蹤內容，舉例來說分別有下列幾個主題可供參考：

(1)比較參照各種性別、年齡等群組化常糢資料庫，可以預防性檢查是否異常現象？

(2)檢查情緒、壓力程度以及改善程度。

(3)預防慢性病疾病風險（糖尿病、高血壓等）。

(4)客觀評量在經過實作保養及治療後，改善自律神經失調症狀的成效如何？

以下針對一般比較常見及關注的話題，分別加以解釋說明。

◁ **到了該控制一下情緒的時候了嗎？**

當發生情緒與壓力問題時，需要自我衡量，已經調節適應到

何種程度？是否已經超過自己能夠忍受範圍程度？快崩潰了嗎？根據許多研究文獻報告指出，自律神經對於心律調節控制與情感表現等都有相當程度的關連性，例如以下所顯示的影響作用。

1 增加心律作用：憤怒生氣、害怕恐懼。

2 降低心律作用：放鬆情緒、高興快樂。

3 降低調節心律變異功能：壓力、挫折失敗、憤怒。

針對不同情感及情緒表現，監測觀察自律神經所做的反應，發現有不同活動模式及特性。

1 精力、活力：一般來說情緒活化程度是與交感神經活性成正比，並且與副交感神經活性成反比。

2 快樂、興奮：會影響調低副交感神經活性的比例，同時提升平衡度。

3 悲傷、憂鬱：促使調降抑制副交感神經活性，伴隨著平衡度升高。

4 憤怒、生氣：心律方面呈現生理與心理兩者間，具有非相關性且不穩定的時間變動反應，並且容易降低副交感神經活性，以及升高平衡度。整體能量變動呈現轉移變動偏向極低頻方面的活性，可觀察到幾乎無低頻交感神經及高頻副交感神經成分的活性。

5 感激情緒：發生生理與心理間具有心律相關的現象，增

強交感神經活性，同時抑制減弱副交感神經活性，產生
所謂接近 0.1 Hz 頻率同調共振現象。

⑥ 精神專注、簡易作業：出現自主神經調節頻率的轉移
變動，特別是偏向增強非常低頻方面的活性部分。

⑦ 放鬆運動、轉移注意：主要可以增強副交感神經活性。

對於競爭性焦慮情緒，若實施心律－呼吸頻率方式之同調生
物回饋訓練，則可以產生增加交感以及抑制副交感活性的效果。
產生所謂接近 0.1 Hz 頻率的同調共振現象。

↶ *血壓好像高了一點點？*

(1)交感神經亢奮時，人的心跳會加快、呼吸急促、血壓上升、
腸胃蠕動變慢。若交感神經過度緊張，會導致高血壓、心
臟病等。

(2)高血壓的發生機率：當交感神經活性變異度逐漸變高，則
發生高血壓的發生機率逐漸升。若其變異度變低時，男女
之間發生機率的差距會逐漸變大，且男性的發生機率較
高。當變異度變低至 2 個標準時，高血壓的發生機率男性
約為女性的 2 倍左右。

(3)心血管性自主神經病變。在糖尿病患者常見的併發症，包
括心搏過速、運動不適、姿勢性低血壓、無徵兆心肌梗塞、
無徵兆腦中風、睡眠呼吸中止，以及末梢神經病變等，嚴

醫生教你這樣**養生**
360° 身心靈整合療法

重者有猝死危機，也提高了糖尿病患者的死亡率。

☘ 乖乖喔～血糖要好好控制一下，好嗎？

(1)當交感神經過度緊張時會導致血糖上升。糖尿病患者會在白天時段（下午1點到5點）和夜間時段（晚上2點到6點）時，自主神經的整體變異度和平均變異度都比較低。異常地，交感神經活性比較高，副交感神經活性卻比較低。

(2)檢查追蹤糖尿病的指標，糖化血紅素（HbA1c）反映病友最近兩三個月來血糖的平均值和糖尿病控制的好壞。當濃度值（ > 6.4％）越高時，發生交感神經及副交感神經活性會有逐漸降低現象。當患糖尿病在 5 ～ 15 年後，交感及副交感神經兩者活性都出現逐漸下降趨勢。

(3)糖尿病性自主神經病變：自主神經活性變低，整體變異度變差，副交感神經活性會變弱，以及會對稱性的影響到病人四肢症狀，往往從末端影響感覺為主，運動神經的影響為輔。感覺的異常，例如感覺降低，麻、痛等。隨著時間的累積影響的範圍越來越嚴重。

☘ 肚子凸起來，腰圍變大了，體重好像也增加了不少？

(1)壓力所導致自律神經失調，壓力賀爾蒙——腎上腺皮質素受到壓力刺激而分泌，讓人食慾大增外，並分解體內的醣類、脂肪、蛋白質以獲得能量來對抗外界的壓力。分解後

的脂質會重新分布在容易囤積脂肪的腹部、臀部等處，容易造成中廣型肥胖。自律神經失調所引起失眠時，自律神經會促使身體分泌促進食欲的胃肌素。臨床證明，長期失眠或有睡眠障礙的人食量特別多。

(2)自律神經失調也會引起內分泌失衡狀況，與肥胖直接關聯最大的就是瘦體素和生長激素。瘦體素主要作用為抑制食欲和增加熱量消耗，在肥胖者其血清中的瘦體素會比正常人高。生長激素的作用是促進食慾，促進蛋白質合成增長肌肉，及加速脂肪分解，生長激素低易造成中廣型肥胖。

(3)肥胖者呈現較高的交感神經活性，較低的副交感神經活性，較差的整體變異度，以及相對低的平衡度。並且伴隨肥胖程度增加，整體變異度變差。

(4)討論肥胖者容易發生自律神經失調的因素，除生活作息不規律以外，節食也是重要原因之一，因為不按時進食會破壞交感神經、副交感神經平衡，進而產生失調再影響消化功能更容易變胖，而陷入失調狀況。若要改善已經失調的情況，可調整生活作息，以及改善腸道健康，可喝優酪乳或服用益生菌改等善腸道環境，並且規律性定時做運動，同時多抒發壓力，當自律神經在規律運作後，自然能減少肥胖機率。

✍ 喝酒已經到了該適可而止的時候了嗎？

❶ 適量飲酒：酒在人體內的作用類似安眠鎮定藥物，有抑制部分中樞神經系統的功能。例如，觀察飲酒量對自律神經作用發現：①當只喝 1 杯紅酒，可能減少降低短期心律可變異的程度。②若喝 2 杯紅酒，則會增加交感神經活性和自律神經平衡度。同時會減少副交感神經活性和短期變異度。所以控制適當的飲酒量是必須養成的行為習慣。

❷ 當發生過度酒精依賴或酒精成癮問題：可能造成降低整體及短期變異度和心血管調節能力，並且可能引起酒精性自主神經病變的嚴重問題。

✍ 讓我好好睡一頓吧！

(1)許多文獻已經顯示睡眠分期與腦波及心律變異性具有關聯性。首先談到腦波變化，可分類成幾種基本形式包括：① α 波（8～14 Hz） 出現在打盹淺度睡眠，或清醒放鬆時的低幅度快速波動。② β 波（14 Hz 以上）出現在清醒緊張或活動狀態。③ θ 波（4～8 Hz）為高幅度慢速波動，出現在淺度睡眠期間。④ δ 波（4 Hz 以下）常發生在深度睡眠期間。⑤睡眠紡錘波（類似 α 波）丘腦產生紡錘波正是為了阻止外部的噪音干擾睡眠中的大腦。

可幫助記憶轉換，並解放海馬回空間。⑥ K - 複合波通常是突然出現的一次上下大波幅振動的慢速波動所組成。

(2)從腦波型的分析發現睡眠的周期性變模式。通常在清醒時，男性方面交感神經活性顯示比較優勢，相反地女性則在副交感神經活性方面表現較優勢。

(3)非快速動眼睡眠：屬於慢速波動睡眠，睡眠中最長的部分，總共約占整體 75 ～ 80％左右的睡眠。第一期為打瞌睡或淺睡，發生在睡眠的開始睡眠紡錘波以及 K - 複合波。第二期進入無意識階段，容易清醒。第三期屬於無夢睡眠狀態，開始出現 δ 波。慢速波動睡眠第四期是屬於深度睡眠狀態，作不連貫也不甚明顯的夢。一般來說第三期和第四期屬於熟睡期。至於自主神經的活動情形，心跳動頻率出現降低情形，同時整體變異度降低。尤其失眠時心跳動頻率比較高，但是整體變異度比較低。交感神經活性逐漸下降，副交感神經活性逐漸升高。

(4)快速動眼睡眠：出現屬於快速波動睡眠 β 波，總共約占整體 20 ～ 25％睡眠。腦電活動的特徵卻與清醒時相似。此時呈現低幅快速波動，肌電張力明顯減弱，肌肉完全鬆弛，眼電張力顯著增強，伴隨出現 50 ～ 60 次／分的眼球快速轉動，歷時 10 ～ 30 分鐘。由腦幹控制，全身癱瘓狀

態，放鬆身體肌肉，以及呼吸、體溫調節和循環等有不穩定大幅波動。發生多數在醒來後能夠回憶的栩栩如生的夢。此時恢復與清醒的時候類似相同跳動頻率水準，整體變異度會升高。交感神經活性逐漸下降，副交感神經也降低，自律神經整體活性呈現相對低點。

(5)睡眠的周期單位是由①非快速動眼睡眠，②快速動眼睡眠等兩時段所組成。每個周期單位約需費時 1 ～ 1.5 小時，其周期間隔約占整體睡眠 20 ～ 25％，同時一個晚上的睡眠會連續有循環 4 ～ 6 個周期。尤其在下半夜之後，慢速波動睡眠第四期會逐漸減少或消失，而快速波動睡眠增加。因為睡眠時期，生理方面恢復力理當變得相對活耀，如此一來副交感神經活性應該轉成比較占優勢。

(6)造成失眠原因有身體上的疾病、生理方面的變化、心理情緒壓力等因素。在非快速和快速動眼期睡眠下，失眠時會出現比較高的跳動頻率，但是整體變異程度會變得比較小。可以籍由肌肉放鬆訓練、認知行為治療、音樂療法、服用藥物等方法來改善失眠狀況。

✑ 此刻身體該動一動嗎？

談到簡易自我練習可以達成調養身體的方法：可以採用所謂生理及神經回饋療法，如有呼吸訓練、氣功、太極拳、健走、有

氧運動、瑜珈等健康運動。

1️⃣ **同調共振呼吸回饋訓練來減輕壓力法**：訓練降低每分鐘呼吸次數約 6 次左右，既頻率維持在約 0.1 Hz 附近之共振頻率，可以提升具有低頻能量之交感神經活性。最大限度地提高呼吸性竇性心律不齊（RSA）的幅度，並且刺激壓力反射（baroreflex）。

2️⃣ **高頻呼吸瑜珈（kapalabhati）**：頭顱發光清潔法，一次盡量氣吸飽足至丹田，再用力快速從鼻子吐氣，即完成一次。因是強烈有力地呼吸法，可採 100 次為一回合。每一回合完成時放鬆調息，丹田腹式深呼吸數次後，再繼續下一回合。如此做，肺泡就能獲得更多的氧氣和生命能量強化心臟、清潔肺部、淨化血液，使身體更不容易生病並增進身體機能。可以降低心跳速率，縮短心跳間隔，瑜珈進行中大幅降低短期變異度。

3️⃣ **呼吸感知瑜珈（Hatha）**：為最古老、最完整、也是最普遍的瑜珈。著重在 12 個身體伸展姿勢體位法練習，深度放鬆、呼吸控制的呼吸法、精神上的注意力集中，來達到肉體與精神的同步淨化，可舒緩壓力、穩定情緒和增強免疫力，進而喚醒人類與生俱來的感知能力，適應力和自癒能力。在做完瑜珈後縮短心跳間隔，瑜珈過程

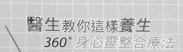

或結束後增加交感神經及副交感神經活性，瑜珈後有大幅降低短期變異度。

④ **健身氣功**：丹田腹式呼吸法主要是用腹部的力量，帶動橫隔膜，使氣達到深度的胸腔，讓呼吸更有效率，也加速血液回流心臟，也因為有腹部肌肉群的幫忙，心肺功能會變得輕鬆。這是一種能夠增強人體氣場、調節氣的運行機能順暢、強化人體免疫功能、平衡人體陰陽狀態的一種呼吸練習方法。練習氣功可以影響到大腦中自主神經的總樞紐下視丘，因而可以控制血管通透性及末梢血流量增加，改善血液循環。氣功的鍛鍊能夠刺激到副交感神經，讓胃腸蠕動增加，消化液分泌增加，從而增進食慾，提高消化功能。

⑤ **太極拳**：每週 3 次，每次 15 ～ 20 分鐘暖身運動，總共 12 週。40 ～ 45 分鐘之間做 10 個運氣的動作。呈現較大的變動，降低交感神經活性，增加副交感神經活性，降低平衡度。

⑥ **有氧健走運動**：可利用健走機運動，例如設定約每 3 分鐘增加負荷功率 25 瓦，踏板節奏為每分鐘 50 轉左右。健走時間依身體負荷狀況，可以直到筋疲力盡為止。一般心律變異度呈現較小的變動，增加交感神經活性，降

低副交感神經活性，也增加平衡調節幅度。進行邊走邊深呼吸，讓副交感神經活絡，並把氧氣和營養運送到每個細胞。

7 **無氧快跑運動**：肌肉比例越高，新陳代謝率就越高。單是有氧運動會流失肌肉組織，所以也需要增加無氧運動，如重訓、快跑。但是若發生過大運動量，會造成呼吸淺而快，拉高交感神經的作用，副交感神經的作用下降，不但不能維持健康，還可能加速老化。呼吸短淺會讓末梢血液流動下降，代表氧氣及營養難以送到末梢神經及細胞，細胞便難以發揮功能。

8 **有氧運動訓練對情緒的改善**：有氧運動是指運動時間30分鐘以上，運動強度在中、小程度（心跳率維持在最高心跳率的60%～80%）的任何韻律性的運動。

9 **實施心血管耐力訓練**：原地現場演練，跑與休息交替間歇訓練，在48天的循環訓練後增加高頻活性變動幅度，降低平衡調節幅度。

偷閒享受片刻令人舒活芳香療法

又名香薰療法，是指藉由芳香植物所萃取出的精油做為媒介，並以按摩、泡澡、薰香等方式，經由呼吸道或皮膚吸收進入體內，來達到舒緩精神壓力與增進身體健康的一種自然療法。起

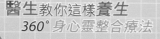

源於古埃及，近代盛行於歐洲。常用的精油有：

(1)薰衣草（Lavender）精油治療改善中年婦女失眠問題。進行每週兩次，每次精油治療 15 分鐘，12 週總共 24 次療程。治療後降低心跳速率，增加副交感神經活性和心率變異度。極低頻範圍功率（≤ 0.04 Hz）能量在經過第 4 週後上升，在經過第 8 週後呈現下降現象。

(2)高蔻（Cardamom）精油治療合併運動。精油治療 15 分鐘之後，再以約每分鐘 55 公尺步行速度行走 5 分鐘路程。治療後增加心跳速度，同時減少交感及副交感神經活性，並且增加平衡度。

(3)佛手柑（Bergamot）精油減輕壓力問題。對於每天有重工作負擔的個案，進行每週兩次，每次精油治療 15 分鐘，12 週總共 24 次療程。治療後增長心跳間隔，降低心跳速度，並且減少交感神經活性，稍微增加副交感神經活性，以及增加平衡度。

◁ 聽聽令內心感覺平靜的音樂

音樂治療必須涵蓋生理、心理及精神領域層面的治療。主要內涵作用是與調節自律神經的平衡有關。適合的音樂能調節自律神經系統在視丘的反應，減少促腎上腺皮質刺激素（ACTH）的分泌，緩和生理反應系統，例如下視丘—腦下垂體—腎上腺路徑

之 HPA 軸內分泌系統，降低緊張壓力下的交感神經的興奮狀態。

　　談到音樂療法發展歷史，比較引人注目有芭芭拉‧希洛（Barbara Hero），國際藍道瑪研究學院創始人，所倡導稱為「藍道瑪音樂頻譜療法」。結合藍道瑪智慧鍵盤及醫學共振音樂療法，主要整合東方的整體醫學理論，配合西方的檢驗科技，將音樂療法予以科學化、系統化、標準化及制度化，更客觀地將音樂療法應用在醫學臨床領域。自然音樂療法主要運用在紓壓、失眠、憂鬱等療癒。音樂治療是利用樂音、節奏對生理疾病或心理疾病的患者進行治療的一種方法。針對自主神經功能所製作的治療音樂如下列幾種：

⑴適合白天聽，調節交感神經為主音樂。

⑵適合晚上或休息時聽，調節副交感神經為主音樂。

⑶調整交感神經及副交感神經等自律神經平衡音樂等。在一般觀察比較交感神經及副交感神經活性兩者，其正常平衡比值約為 0.5 ～ 2.0 變動範圍內，並且兩者的最佳比例大約為 3：2 或 2：3。當自律神經失調時，平衡會發生過度傾斜的情形問題。

⑷陰陽音樂養生，針對機體陰陽偏勝偏衰的屬性，用音樂的陰陽屬性來補偏救弊，從而協調陰陽平衡。

⑸十二經絡音樂恢復人體生理時鐘的運行，調和氣血，產生

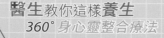

自我自癒的能力。

(6)七脈輪頻譜音樂平衡內分泌及賀爾蒙，使身心達到平衡。

☙ 好好享受營養美食！

自律神經系統調控，是由大腦中有許多神經細胞，靠神經傳導物質幫忙傳達訊息到身體各部位啟動反應機制。一般神經傳導物質有上百種，其中和情緒、壓力比較有相關，包括有正腎上腺素、乙醯膽鹼、多巴胺、血清素等神經傳導物質。其中正腎上腺素又稱為交感神經傳導物質，乙醯膽鹼稱為副交感神經傳導物質。所以如何提升自律神經的生理健康是一個重要的課題。

在日常生活環境中，就存在某些食物是可以增加神經傳導物質的濃度，以及維持神經的作用穩定，只要適量攝取必需的食品就可以達到改善某種程度保養維護的效果。

(1)製造正腎上腺素、多巴胺這兩種神經傳導物質，都需要酪胺酸及和苯丙胺酸等兩種胺基酸原料。一般可以從家禽、海產、蛋、乳製品中獲得，至於素食者可從大豆中攝取。還有維生素 C 也是製過程中重要的成分，獲取方法可以多吃些新鮮蔬果，如芭樂、柑橘。

(2)製造乙醯膽鹼的食物所需要的主原料是膽鹼，這種營養素可以從綠葉蔬菜、小麥胚芽及蛋黃、豆腐等含卵磷脂的食物中獲取。

⑶製造血清素的食物種類，主要的胺基酸原料是色胺酸，可安定神經和幫助睡眠的作用。食物包括有碳水化合物、乳製品、豆類、堅果、香蕉、蛋等。另外深海魚及亞麻仁籽中的 Omega-3 脂肪酸，可增加血清素的分泌量。

⑷維持自律神經系統運作的食物種類有維生素 B 群、鈣、鎂、鋅等礦物質，具有維持神經系統與情緒穩定的功用。五穀類、燕麥、肉類、豆類、乳酪都含豐富的 B 群。綠色蔬菜、豆類、海藻、乳製品、小魚乾含有鈣。鎂可以從各式堅果、深綠色蔬菜中獲得。海鮮、肉類則含鋅。

8 生命靈數
Life Path Number

 生命運勢的轉換與生命靈數

　　生命靈數是依據宇宙運行法則排定的訊息場所做的整理和統籌。出生的那一剎那之時辰代表後天運勢，也代表個人的生命功課及潛能。

 生命靈數的計算方法

西元出生年			月份	日期	三者和	密碼

　　例：若比爾生日為 1964 年 4 月 12 日

　　計算方式：

　　生命靈數＝ 1 ＋ 9 ＋ 6 ＋ 4 ＋ 4 ＋ 1 ＋ 2 ＝ 27

　　主命數＝ 2 ＋ 7 ＝ 9

　　生命靈數（年月日之和）為 27；主命數（密碼）為 9。

生命靈數的特質與功能

↵ 靈數 1 開創領導數

- 特質：領導能力，開創能力。
- 音樂：RRR106、1235。
- 精油：Namaste 生命靈數精油 No.1。
- 功能：加強自信心、意志力、創造力。

↵ 靈數 2 溝通合作數

- 特質：分工合作，明辨真假。
- 音樂：RRR108、1237。
- 精油：Namaste 生命靈數精油 No.2。
- 功能：加強協調力、判斷力、分析能力。

↵ 靈數 3 創意效率數

- 特質：創意點子，發明才華。
- 音樂：RRR110、1239。
- 精油：Namaste 生命靈數精油 No.3。
- 功能：加強創造力及效率。

↵ 靈數 4 組織穩定數

- 特質：組織力強，建構完整。
- 音樂：RRR112、1241。

醫生教你這樣養生
360° 身心靈整合療法

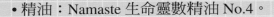

- 精油：Namaste 生命靈數精油 No.4。
- 功能：加強組織能力及穩健執行力。

◁ 靈數 5 人際關係數

- 特質：辯才無礙，社交力強。
- 音樂：RRR114、1243。
- 精油：Namaste 生命靈數精油 No.5。
- 功能：改善表達能力及人際關係。

◁ 靈數 6 關懷療癒數

- 特質：關懷照顧，療癒能力。
- 音樂：RRR116、1245。
- 精油：Namaste 生命靈數精油 No.6。
- 功能：加強創新。

◁ 靈數 7 分析明辨數

- 特質：心胸開闊，善於分析。
- 音樂：RRR118、1247。
- 精油：Namaste 生命靈數精油 No.7。
- 功能：加強分析判斷的能力。

◁ 靈數 8 價值開發數

- 特質：開發能力，企業頭腦。
- 音樂：RRR120、1249。

- 精油：Namaste 生命靈數精油 No.8。
- 功能：加強理財投資能力。

↵ 靈數 9 智慧開啟數

- 特質：靈性層次高，追求真理。
- 音樂：1450。
- 精油：Namaste 生命靈數精油 No.9。
- 功能：加強做事的完美性。

↵ 靈數 0 運勢轉換數

- 特質：應無所住而生其心。
- 音樂：1440。
- 精油：Namaste 生命靈數精油 No.0。
- 功能：加強靈性世界的修持及安定感。

生命運勢的轉換與生命靈數的連線

大連線	特質	轉運精油	轉運音樂
123 創新發明線	研發或需要強化美感藝術能力時使用。	1,2,3 數精油	1235、1237、1239
456 組織發揮線	希望做事穩重不會草率、強化組織能力時使用。	4,5,6 數精油	1241、1243、1245

醫生教你這樣養生
360° 身心靈整合療法

789 分析實證線	想升遷或希望貴人相助或提高統馭能力時使用。	7,8,9 數精油	1247、1249、1450
147 完美企劃線	任何人補財運均可使用。	1,4,7 數精油	1235、1241、1247
258 理性公關線	業務及公關人員可強化人際關係。	2,5,8 數精油	1237、1243、1249
369 靈性智慧線	任何人希望開啟與生俱來的智慧、提升 IQ & EQ 時使用。	3,6,9 數精油	1239、1245、1450
159 智慧大師線	覺得工作無力感，增加智慧及提升解決能力時使用。	1,5,9 數精油	1235、1243、1450
357 布局發展線	增加親和力及改善人際關係者適用。	3,5,7 數精油	1239、1243、1247

8-1 生命靈數精油

　　每個人都冀望著生活是一種甜美、平安、圓滿幸福的展現。但是回顧自己近程或遠程的經歷，是否感慨著「平安」好難得！幸福喜悅遙不可及？我們都是上帝創造的與祂一樣完美無缺的孩子，是什麼樣的信念框架著綁架著我們？導致我們一直遺忘了自己的純潔無罪？

　　精油作用的最高準則就是「中庸」即「平衡」是也。如果，

能透過精油的芳香分子在大腦邊緣系統運作，讓潛意識中傷痕累累的心靈得以癒合，你還不願意展開雙手，喜悅地接納所有一切的完美和富足嗎？

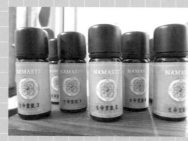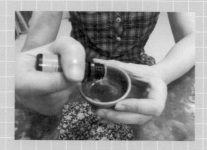

➡生命靈數精油

⤴靈數 1

- 個性特質：須擁有超高的能量與創造力，卻不能有「1」數的霸道與急躁。

- 精油特質：在乳香、史泰格尤加利與玫瑰天竺葵的穿針引線下，讓 1 數人的霸道是不透支自己、不踐踏他人的豪氣。在凌駕一切的力量之下，發現超越一切價值的價值。讓孤獨強悍的人理解局面不在掌控中時不叫虛空、情勢不如預期時不稱之為失落，而是清楚明白所有一切的發生，都是為了讓自己再次經驗平安與富足。

⤴靈數 2

- 個性特質：需加強柔順的協調與全面的圓融，卻不能表現

出過度依賴。

- 精油特質：苦橙葉對神經系統具有特殊的安撫功效，能讓人放鬆並感受到愛的支持，可統合四分五裂的身心狀況，與自己同在。佛手柑平抑逢人便想抱怨的焦慮感。羅馬洋甘菊擅長安撫與保護，尤其是複雜的心因性問題，能療癒對童年經驗所造成的深沉傷害。「2」是協調溝通數，是溫柔細心的說服者，是最注重「成全」、最怕衝突者。上述精油與香氛的特質著重在穩定平衡，讓溫柔又飄搖的「2」數人，在心神統合的狀態下完善他們的關係與合作課題。

↵ *靈數 3*

- 個性特質：增加穩定及負責任的個性，更不能忽略的是需提高注意力。

- 精油特質：「3」是輕快活潑的小精靈，富創意、天真、社交性很強，懂得自我表達，多是心想事成的成功者。佛手柑用回味歡樂取代驚恐悲傷，芳枸葉具情感的平衡之效；多香果最能呼應在煩亂不安的情境中需要清醒又靜不下來時、自覺創意不足者，以及缺乏童心時，多香果就是個小精靈。

↵ *靈數 4*

- 個性特質：添加溫暖及浪漫的愛與幸福，去除莫名的不安

全感。

- 精油特質：「4」數的正面特質是務實，負面特徵則是獨斷獨行。花梨木帶人從自我出發，再進入與他人之互動與關懷。羅馬洋甘菊適合安撫那些對遭遇事務「過度詮釋」的大人們。西班牙鼠尾草的全面性關懷與包容，增加穩定、踏實與滿足感。這精油讓4數展現出，在限制、秩序、服務的特質中，也能有安全感、不過度循規蹈矩也不會離經叛道，享受被寵愛、比較能接受承諾、有肩膀。

◁ 靈數 5

- 個性特質：強力不知自我解放及接納的心需要開啟，並加強穩定、行動力、開啟智慧。

- 精油特質：「5」是個自由數，是通往四面八方的任意門。像風一樣的5，令人捉摸不定，5號數人也抓不住自己的愛恨情仇。桔專門處理正面說法「很會想」，負面說詞「難搞」、「桀驁不馴」者。玫瑰天竺葵減輕疏離感，處理表面癒合而內在仍腫痛的心理傷口，能量特質是敞開自己，同時保有堅強性格，能拿捏好適當的距離與世界對應，同時能保護好自己。玫瑰草的牻牛兒醇滋養奔波的心靈、禾本科的韌性強化適應力。這組油的特質就是協助開展「創造性的自由」。

醫生教你這樣**養生**
360° 身心靈整合療法

↵ 靈數 6

- 個性特質：忽略溫柔及細心，認清該愛與不該愛。

- 精油特質：「6」數人的正面能量是「責任」，負面則「缺乏自信」。需要從平衡、責任、愛中完成此生課題。羅馬洋甘菊含有倍半萜內酯、倍半萜醇，帶來讓人平衡的能量。苦橙葉讓最刻板的空間，也能活潑起來、強效鎮靜、紓壓、抗焦慮。乳香讓人回歸自我中心，開朗正視生與死議題。當愛從心而生，其療癒、服務的特質自然平衡發展。

↵ 靈數 7

- 個性特質：知理明理行理卻不固執刁理，加強辨別真理，消除莫名疑慮。

- 精油特質：「7」數一輩子都在分析、了解中分析、了解。要學習的是容許自己和他人有脫軌或非邏輯的思想、言語或行為發生，不是每一件事都要符合自己所設的規範。「7」是內在獨立，所有力量來自內省與獨處，可以成就大事。設若凡事有距離感、孤僻、過於冷漠，就會離真理越來越遠。綠花白千層如沐神恩，令心靈受到祝福與加持一般的被護衛，可解除「被孤立感」。快樂鼠尾草褪去世故尖酸的習氣，與真實世界水乳交融。岩蘭草從縹緲的雲端返回堅實的地面，由虛擬拉回真實。岩蘭草最能影響本我

輪，讓人的自我始終處在微調狀態，不卑也不亢，太膨脹者使謙遜，太卑微者能自信。

◁ 靈數 8

- 個性特質：增加正確的慾望及行動力，憐憫及伸出愛的雙手。

- 精油特質：「8」數正面特質是權威，負面則是心高氣傲無道德感。一般而言是所謂的現世報者，意即誠懇實在很重要；另一方面的特質是零極限，無論好壞任隨心念無限延伸。對於 8 數的人，要協助的就是讓愛充滿心靈和每一個細胞，利用零極限的特質無限拓展則成就無限大。玉米薄荷激發無限活力、創意及巧思。桔能讓人瞬間調整呼吸，恢復心情。並能啟發心靈，使人在高壓、緊繃的狀態下找回自信。佛手柑與下方脈輪特別能相互呼應，是個能「處理實際問題」的心理諮商重要用油。所謂的實際問題，表示當事人的恐懼與煩惱偏向物質層次。如：工作、金錢、房產等，或是與原生家庭、伴侶等相關的人際關係問題。

◁ 靈數 9

- 個性特質：添滿靈氣的智慧及展現全盤掌握的能力，並勇敢面對逆境。

- 精油特質：9 數的人對自己的特長或專業總有一種攻不可

破的優越感。在展現自己的聰明才智與理想抱負時，常在
時局的動盪與人情世故間產生衝撞與矛盾，其封閉或躁動
的原因來自於不能理解對方怎會有那種想法與認知？羅馬
洋甘菊、冬季香薄荷、芳枸葉擦撞出的香氛，最能釋放無
形的壓力，在芳枸葉香水般迷人的氣息下，輕鬆跳躍地去
認知周圍的人事物都不具攻擊性、是安全的。更適合常年
臭臉、強充硬撐的性格。

◁ *靈數 0*

- 個性特質：體認完美的本質已在己內。不需任何外來的肯
  定與自我強求才是完美。
- 精油特質：非常有夢想的 0 數人，善於編織利己圓他的理
  想作為，一旦陷入犧牲奉獻的偏執，過度認同所付出的代
  價是創造圓滿即失去自我。花梨木、西班牙鼠尾草、玉米
  薄荷的組合，讓愛不由自己、雍容華度地散發。帶著輕俏
  活潑開朗包容的好心情，寬容自己與他人，創造不失衡的
  圓滿。

8-2 生命靈數介紹

　　生命靈數為來自古希臘的占數術，約西元兩千五百年前古希
臘數學家畢達哥拉斯所倡導，再傳達給當時的知識分子研究，他

們認為數字是宇宙的真理。畢達哥拉斯利用數學的公式與統計學發明「原數力量開運術」，發現每個人都有一組生命數字隱藏在身體裡，每個數字都蘊含著不為人知的命運密碼，每個數字從1到9，都有它形而上的特殊意義。從單純的數字，了解自己和他人（使人與人之間互動更為和諧）、天生性格、未來方向、戀愛、財運等，答案都能從簡單的數字得知。

生命靈數九宮格

1	4	7	
2	5	8	
3	6	9	0

Step1. 寫出你的西元出生年月日數字，並逐一相加到只剩最後一個數字。

舉例：以某人的生日為例 1979 / 12 / 07

→ $1 + 9 + 7 + 9 + 1 + 2 + 0 + 7 = 36$

$3 + 6 = 9$

先天數：19791207；後天數：36；主命數：9。

醫生教你這樣養生
360° 身心靈整合療法

Step2. 將先天數（19791207）、後天數（36）、主命數（9）圈
入九宮格數字中，圈越多代表擁有該數字對應能量越高。

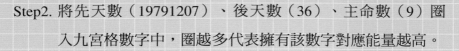

Step3. 進行連線。

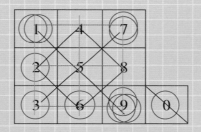

Step4. 分析連線意義。

123 美感藝術線：對美學習事務相當敏銳。

缺 1 者：較沒自信、獨立性不夠、懦弱。

缺 2 者：任何東西都想學，但容易遇到內心障礙、瓶頸。

缺 3 者：學習很快，但不夠堅持，容易半途而廢、學而不精。

456 完美組織線：邏輯組織強，做事條理分明、井然有序。

缺 4 者：膽子較小、害怕改變且情緒起伏較大。

缺 5 者：缺乏執行力、動力。

缺 6 者：不善與人互動。

缺 45 者：膽子小、大小事情自己嚇自己。

缺 56 者：有時不知如何與人相處，外表冷漠，內心波濤洶湧。

456 全缺者：把所有事情放在心理隱藏、容易讓人感覺陰沉。

789 權勢高峰線：有貴人幫助，有計畫、企圖心、智慧又有人脈，成就大事業是絕對的。

缺 7 者：容易壓力大。

缺 8 者：當主管或經營事業較不求目的，有興趣才是最重要。

缺 9 者：若是管理者比較管不動員工。

缺 789 者：隱性連線，必要時特質才顯現，甚至強過顯性連線。

147 物質充裕線 ：調錢容易、偏財運佳。

缺 4 者：容易因情緒起伏而花錢。

缺 7 者：錢容易越花越大筆。

缺 47 者：容易吸 147 連線的財氣。

258 熱情公關線：活潑、能很快與人打成一片，善交際公關，擁有此連線又有 6 者容易有爛桃花氣場。

缺 2 者：內心話不易傾訴。

缺 5 者：不夠熱情、賺的錢容易往外花、守不住財庫。

缺 8 者：熱情公關不會使人感到壓力及現實（天生的業務員）。

258 全缺者：在人群中表現較為安靜，但非常有人緣。

369 聰明智慧線：聰明伶俐、表達力佳，很適合從事講師的工作。

缺 3 者：容易被人劫財。

缺 6 者：表達慾望低。

缺 9 者：做事潦草、馬虎。

缺 369 者：隱性連線，必要時特質才顯現，甚至強過顯性連線。

159 工作事業線：樂在工作、積極努力求上進。

缺 1 者：懶惰、懦弱、希望別人來幫助他。

缺 5 者：工作執行力低、積極度弱、想多做少。

缺 9 者：求知慾望低、無法發揮才能。

缺 159 者：隱性連線，必要時特質才顯現，甚至強過顯性連線。

357 最佳人緣線：深受朋友、老闆、同事喜愛。

缺 57 者：受氣包、被人碎碎念。

缺 35 者：容易被人碎碎念。

缺 7 者：愛碎碎念別人。

缺 357 者：隱性連線，必須要相處過後才會深受喜愛。

24 靈巧變通線：反應快、舉一反三、見機行事。

缺 2 者：察言觀色能力較弱、內心不快樂。

缺 4 者：膽子小，情緒起伏大。

缺 24 者：隱性連線，必要時特質顯現，甚至強過顯性連線。

48 工作模範線：工作非常有效率、四平八穩，是會創造最大績效的人。

缺 4 者：容易因情緒而流失生意。

缺 8 者：做公關或業績，不使人倍感壓力及目的。

缺 48 者：隱性連線，必要時特質才顯現，甚至強過顯性連線。

26 公平正義線：熱心助人、好打抱不平。

缺 2 者：內心話不易訴說。

缺 6 者：表達慾望弱、與人互動頻率少。

缺 26 者：隱性連線，必要時特質才顯現，甚至強過顯性連線。

68 親切誠實線：

缺 6 者：表達慾望弱、與人互動頻率少。

缺 8 者：與人的互動是不求回報跟目的。

缺 68 者：隱性連線，必要時特質才顯現，甚至強過顯性連線。

Step5. 找出空缺數並進行分析。

　　以前例來說，空缺數為 4、5、8。

↴ 空缺數為 0 者

　　非常了解世人的貧窮、天然災害、飢荒，但你並不會與世人共同承擔，以個人自我中心為主的追求，確實為你帶來一些個人的成就，不過真正的幸福，必須要為大我貢獻才能得到的，只有在為人類服務之後，才能真正感覺自己是這個世界的一部分。

對擁有缺憾數字 0 的人來說，有件事必須做到，就是對任何事都不能心存偏見，這樣一來，就有機會與各行各業的人交往。

空缺數為 1 者

必須學習獨立，因為總會有一天，會發生讓你自己不得不站穩腳步的時候。另外，你常會遇到自己的意見與他人的需求有所不同的情況，你需要經過一番奮鬥掙扎之後才能了解到必須堅持、信賴自己的判斷的重要性，別盲目從眾，嘗試肯定自己。

因此，你將經歷很多試煉及錯誤，有時甚至無法控制自己的情況，有時內心充滿了挫折及憤怒，你將會有一套自己的價值觀，逐漸能發展成最具原創性改革性的自我。

空缺數為 2 者

太過敏感，並且過於了解別人對你的期望造成你的壓抑，使你變得低調，事實上你強烈的自我意識與表面上的你截然不同，這一切都是肇因於你太過於將自己的獨特性壓抑的結果，而你又總是希望自己能和大眾融合。

感情及情緒在你的生活中扮演很大的角色，你的高度緊張會引起恐懼、膽怯、缺少自信，生活中經常出現不必要的恐懼及情緒起伏，有時候一點小事就讓你會覺得很難跨越，甚至讓你裹足不前，尤其因嫉妒而引起痛苦及誤解。

對周遭敏感是個雙面刃，這讓你有精確的感受力及強烈的直

覺，在別人說出口之前，你就已經了解到他們內心的感覺了，這使你了解並同情他人，對他人內心的感受，你往往有很有大的移情作用，所以你願意為別人解決情緒問題。

↵ 空缺數為 3 者

你是對自己最嚴厲的批評者，總是壓抑自己的創造力及自我，每次做事之前便開始懷疑自己，事後又無情地批評自我，對自我的批評往往比別人對你的批評還要嚴苛。因此，為了安全，你總是只在事物的表面上處理，很少表達你內心的思想，然後以幽默及敷衍的言行隱藏內心的情感。

空缺數為 3 的人常覺得孤寂，社交行為使你感到緊張，藉由寫作、繪畫、歌唱或舞蹈來作為感情的發洩，努力帶出真實的自我，並學習看重自己的價值是你重要的人生課題。相信自己的創意絕對高過別人的判斷（以及自己的）。

↵ 空缺數為 4 者

你有缺少組織及規律的傾向；不切實際，常會幻想一些不可能或是幾乎沒什麼價值的計畫，所以要學著去了解什麼是可能，什麼是不可能的。對你來說，想要完成一個大計畫是有困難的，你需學習踏實地了解每一件事的細節，保持環境的整潔規律，且要有效率。並非你沒有能力做到，事實上你絕對擁有實際及組織的能力，但你必須首先培養組織及務實特質，才能與每天生活相

切合，想迅速致富會引起不好效果，不斷的努力才是你成功的關鍵。

◁ 空缺數為 5 者

你有變成滾石的危險。你想經歷各式各樣的生活，你需要自由，想嘗試很多事，經驗許多經驗，做很多種工作，並想去任何地方，小心別太沉溺於酒精、食物、藥與性之中。喜新厭舊讓你朋友滿天下，但維持長久關係的卻很少，你必須學習如何去維持一段長久的關係，有耐性一點，要多了解他人，這可以幫助你結交更好的朋友。除此之外，你必須學習去處理一些不符合你期待的狀況，並堅持自己的計畫，遭遇困難時千萬不要放棄你的朋友或是你的工作（甚至是你的上司）。

◁ 空缺數為 6 者

你的理想太高、不真實，使得生活對你及他人來講都很困難。有一段時間你對自己做的事及別人做的事都感到不滿，你缺少感謝之心，這使你看不見生活中的美感。有些僵硬的思想亦使你無法有清楚的透視力。很可惜，因為這些清楚的透視力或許能幫助你從已接受之事中得到一些啟示。你無法看到更寬廣的視野，因為你覺得自己就是一切，你可能會傲慢且正直，常常告訴別人什麼是對的，什麼是錯的。你對他人常常不存感謝。如此你便無法接收到對你有幫助的相關資訊。

你有機會為他人服務，那便是教學或治療的工作，但你要學會在你的理想主義及個人成長的障礙間尋求平衡。

◁ 空缺數為 7 者

你是個懷疑論者，對於任何尚未證明的事都抱持懷疑的態度，特別是懷疑那些與精神層面有關的事。因此，你內心很難尋求出個人的哲學來平靜地面對你的人生。你壓抑了許多內心自然的愛好，因為它們並不合於你理性的思考；你內心童稚似的天性亦被你壓抑住了。每一個人生命中一些不合理或哲學方面的整體思考，如精神、信仰、直覺等特色都被你排拒在外了。你要克服缺憾，便是要找出一些哲學或是團體，而在其間你可以得到另一層面的視野，也因此能將你內心潛藏的特性表現出來；否則你會有孤寂一生的危險。

學習信仰，當你了解生活是由不可見的思緒、情緒、洞察力及愛組成時，你就會了解事實上你的感官所能主導的只是生活中的一小部分而已。你可能太自傲，但經歷過深入及謙虛的轉變之後，你便能從內心自我設限的枷鎖中逃脫出來。

◁ 空缺數為 8 者

你容易為了金錢的流動而冒險，風險過高的追求手段或是財產配置方式，總是影響你其他的需求甚至生活的其他優先事物，所有的事物對你來說都可以以金錢來衡量，太過於物質主義讓你

有更高的意願去行使一些無情或寡廉鮮恥的商業途徑，或鑽法律漏洞，為自己及他人帶來悲慘的命運。

◁ 空缺數為 9 者

太過強調精神層面，讓你總是面臨精神的考驗，同時亦將會了解「人不是光靠麵包就可以活著」。如果你能克服這個困難，便能達到物質與精神間的平衡。與其讓自己變成只受不施的湖，倒不如讓自己變成一條有力、涓涓不息的河流，如此你便能無窮盡地將養分帶給大家。你的缺點就在於，對於現有的生活你已感滿足，對於外界你沒有什麼可說的。

Step6. 找出你的主命數並進行分析。（以前例就是 9。）

◁ 主命數為 1

熱愛獨立，不惜代價追求獨立，天生的領袖，充滿自動自發的精神，衝力十足，精力充沛，非常不喜歡別人依賴他們。

看事情總是二分法，非黑即白，決策速度快，但容易走向極端，積極且敢於表達自己的主張，喜歡直來直往的溝通模式。相對於跟風，更喜歡獨特的或是絕無僅有的事物，鬼點子多，說話與觀察往往是開門見山，在商場上能有一番作為，但在情場上會讓人覺得冷酷無情，不夠浪漫。

◁ 主命數為 2

注重細節，分析能力極佳，喜愛發問和思考。天生社交與公

關人才，擅與溝通、感情豐沛、親切溫和，對於感情世界話題特別敏感，眼看愛情關係要走不下去了，也很少會主動提出分手。

主命數 2 的人性格順從，願與人合作而不喜歡單獨行事，做決策很困難，寧可等別人找去參與事務，也不主動邀別人加入。

◁ 主命數為 3

習慣從表面看待事物，重視形象與外觀更甚於內涵，常讓人覺得過度表淺。對自己不喜歡的東西很有意見，面對人生的態度，很像被寵壞的小孩，也是所有數字中最頑固的一群。

對愛情方面，一旦遇到夢寐以求的對象，無論是否有機會成功，立即墮陷入情網，無法自拔。在同儕中則是長袖善舞的人，因為他們活潑有趣，喜歡逗人開心，常常能帶給大家歡樂。

主命數 3 的人由於對外觀特別重視，故經常走上設計與創意發想的工作，若不是在這領域工作將會感到鬱鬱不得志。

◁ 主命數為 4

主命數為 4 的人常有強烈的不安全感，所以他們行事作風以保守出名，只須從既有的東西中做選擇，就能做到別人所不能及的效能。是天生的建設好手，因為建設正是一種建立安全感的方法，不愛冒險的特性，使得他們比較受雇於人，比較不喜歡自己當老闆。當他們受到挑戰與質疑，會高度自我防衛，固執異常。

醫生教你這樣養生
360°身心靈整合療法

↵ 主命數為 5

主命數為 5 的人對於自由的敏感度極強，對於任何侵犯自由的事物總是避之唯恐不及。因為能言善道，口齒伶俐，擅於表達，很容易博得別人的支持與信任，也很容易與人相處，口才一流加上易取得好感，成為溝通高手，特別適合從事銷售或者進入大眾傳播媒體及政治圈。

主命數為 5 的人在傳達訊息的時候非常清晰簡潔，把這特質運作在政界及商場就很能獲得別人的信任，能創造很多機會，帶來好處。只是在情場上，熱愛自由的潛在特質將會帶來大麻煩，追求愛情但得手後又不喜歡被約束，造成快速交往又快速分手的現象，劈腿的可能性也相當高。喜歡嘗試新事務，感官很發達，不惜一切要維持多彩多姿的自由自在生活。

↵ 主命數為 6

喜愛修補東西及解決問題，天生十分敏感，對別人的痛苦感同身受，因太過強烈而陷入別人的問題中。勇於扛起責任，即使已經超過能力範圍，也在所不辭，其實是藉著幫助別人來取得被需要的感覺，這種被他人需要的感覺是生命的核心價值，適合從事非營利組織工作或是志願工作、宗教團體。

↵ 主命數為 7

天生好奇，對事物的表面不感興趣，總是探究事情背後的真

相，講究邏輯，因為這是追求真相的唯一手段。主命數 7 的人思考黑白分明，能快速分析情勢，能從務實的角度出發做出決定，能一眼看穿問題的根源所在，並且能無懼於說出誠實的意見。

ᐁ 主命數為 8

主命數為 8 的人是個天生伯樂，一眼就看出哪些人事物具有潛力，常常會不為任何特定目的就主動幫助別人發展，同時具備了領導才華和追求獨立的特質，能積極尋求金錢上的獨立，而且是遠超過實際需求的數目。

個性相當剛強，不過形於外卻像貓咪般溫順，與生命數 1 的人相比，生命數 8 的人強出頭都是為別人，很有商業頭腦，是天生的生意人。

ᐁ 主命數為 9

多才多藝，想像力豐富，相信天下沒有不可能的事，很早就輕鬆學會十八般武藝。主命數為 9 的人夢想與計畫就像電影情節，沒有任何限制，缺乏務實的眼光面對生活，真實的人生中總是倍嚐艱困。對於別人的需求十分敏感，覺得助人是義不容辭的事，只是多半沒有解決別人真正的問題，除此之外也常扛下自己能力範圍的重責，很容易被人利用。

醫生教你這樣養生
360° 身心靈整合療法

Chapter 4
預備治療

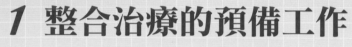

1 整合治療的預備工作

　　整合治療的選擇隨著時間與科技的發展越來越多，加上許多參與的治療者也已經著手進行實證研究。所謂的另類療法變得越來越不另類，讓不少民眾願意嘗試接受另類（整合）療法，但接受之後，花錢事小，病情沒有好轉反而急速惡化的人竟也不在少數，通常這是因為民眾忽略了下面幾項重要的預備工作。

為何接受治療需要預備？

　　整合治療就是把人視為一個整體，治療的觀點與手法也都是以這樣的角度來切入，更重要的治療者與被治療者都算是治療裡重要的一端，不但是治療師需要為這個療程來負責，被治療者更需要主動投入，而不是像過去一樣只要被動的吃藥躺床就好。這是因為整合治療一個重要的觀點：「人體具有自我修復的能力」，當民眾展現出治療的企圖心，並且勇於對疾病負責，基本上病體就開始順勢往好的方向發展，剩下的只是由治療師來輔助你恢復自我修復的能力，於是，調整被治療者的心態：「願意為自己的

疾病負責」就是治療預備的第一步。

　　其次就是治療師的選擇，整合療法的成功關鍵，取決於治療師與病人間的關係是否良好，因此選擇治療師和選擇療法同樣重要。好好查證治療師的資格，請朋友、醫師或另一位治療師推薦，除非你很確定你們將會相處融洽，否則先不要驟下決定。因為日後基於治療效果的考量，你得將自己的健康情形、生活形態等諸多事情告訴對方，所以你必需要有信任的感覺，可以向對方開誠布公。以下步驟可以幫助你選擇整合療法和治療師：

(1)選擇適合的療法。

(2)打電話給你有興趣的療法組織或協會，請對方提供治療師的名單，或請你的醫師或其他治療師推薦。

(3)透過電話和治療師交談，滿意後再約定見面時間。

(4)了解治療師的資格和經驗。

(5)確定和該治療師能相處融洽，此時直覺是最重要的依據。

(6)治療師應該從旁支持和協助，但不可過分干預。

(7)每位治療師的收費差異極大，而有些收費不貲。一定要弄清楚你付出的錢能夠收到什麼效果。

　　在選擇適合的療法這階段，常常讓人覺得很困難，頂多能選個最有興趣的，或者覺得看起來最厲害的，或是風險較低的，收費較便宜的，但到底哪一種才真的適合自己？在療癒（Healing）

的領域裡，最常使用的方法之一，就是直覺，從眾多的治療法中先挑出幾個覺得自己能夠配合的，然後擺在眼前，閉上眼睛靜下心，等待某種訊息傳達至腦內，通常經過這種程序很快就能發現適合自己的治療方法。除了直覺以外，還有肌肉測試法、O環檢測法、擺墜檢測法及本書附錄治療身心靈檢測表可供參考。

肌肉測試法（需兩人進行）

(1)兩人皆平穩站立。

(2)「受測者」任一手拿著「被測物」靠在自己胸前或一隻手自然下垂僅陳述需要詢問的問題（如花精療法適合我嗎？），另一手向身體側面水平伸出。

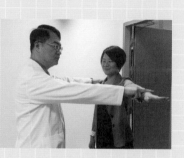

(3)「施測者」以手輕壓「受測者」持有「被測物」的肩上。

(4)「施測者」另一手用兩指置於「受測者」水平伸出之手的手腕處。

(5)準備妥當後，「施測者」對「受測者」水平伸出之手的手腕施力下壓，同時告訴受測者「抵抗」，「受測者」聽到抵抗時，對自己水平伸出之手的「肩肌」出力抵抗。

(6)若「受測者」之肩關節很快就鬆開，導致水平之手下落，

醫生教你這樣養生
360°身心靈整合療法

表示「肩肌」抗力弱，該「被測物」對人體不好；但若肩關節有卡住、鎖住之感，表示「肩肌」抗力強，該「被測物」對人體有益。

 ## O 環檢測法（兩人進行）

(1)建立力量基準。

(2)受測者伸出右手與心臟齊高，大拇指與食指用力緊扣成環狀，左手自然垂放。

(3)施測者用**雙手**大拇指與食指分別緊扣成 O 環，扣在受測者的 O 環內，用力反方向，向**左右**反方向拉（不可向上下或斜拉），試圖拉開 O 環，受測試者則用盡力制止 O 環被拉開。共做 3 次。施測者感受到受測試者手指的力度，記住「基準力度」。

(4)受測者左手拿著要測試的東西（如瓶子），伸出與心臟齊高，或僅僅描述問題而 O 環以外的另一隻手自然垂放。

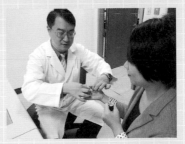

(5)施測者重複步驟(3)（拉右指的環），受測者抵抗力度比先前大就表示該問題描述是對的，或該物品屬於好的能量。

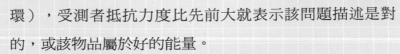

擺墜檢測法／靈擺檢測（單人進行）

(1)用任何可掛在鍊條或線上的東西，甚至在線上掛上迴紋針也可以，使之垂下可以任意擺動，長度 7 ～ 10 公分。

(2)用大拇指與食指捏住鍊條或線的一端，開始進行設定。

(3)將靈擺直直往前擺動，當靈擺前後搖晃時，告知靈擺這是「是」；左右晃時，告知靈擺這是「否」，也可以自己決定用想要的方式來回答。

(4)可以先問幾個問題練習，例如：某某某是男生、太陽從西邊上來等，確認靈擺設定完成後再進入正式的問題。

最後是問診品質，問診是任何一種整合療法療程中最重要的部分。尤其是第一次診療，也是治療師和患者雙方交換最多資訊的一次治療。

因為治療師在正式診斷之前，要先了解患者的健康情況和一切有關患者的生活背景資料，對患者了解的越是詳細，就越有助於評估並提供適切的治療建議，也就是說，民眾在日常生活中應多關注身體狀況，以利於問診時能提供利於治療的資訊。

醫生教你這樣養生
360° 身心靈整合療法

2 整合療法的治療費用

　　國內目前比較常見的整合療法比照國外多年前（約 1997 年）的收費情形換算，如體溫調節診斷法（TRD）收費 30 分鐘約 2000 到 4000 元；文森特生物電子檢查（BEV）使用採血、唾液、尿液的檢查方法收費約 1700 到 3200 元左右；近年正夯的自體血液臭氧療法（輸液注射）、少量自體血液臭氧療法（注射），則是視注射量花費 650 到 3500 元不等。

　　以照射紫外線燈來治療皮膚疾病約 20 到 45 分鐘則花費 1700 到 4200 元；在東南亞盛行的指壓療法，在歐洲需要付出每小時至少 3500 元的價格，其他還有手動肌肉療法也是每小時 3500 元起；長時間淋浴療法每 30 分鐘 1200 元起；淋巴引流法是 20 分鐘 1000 元起跳；大腸水療法每 30 分鐘 2000 元（在台灣很多人鼓吹在家自己進行）；維生素 B 注射法每劑 400 元起，胸腺注射每劑 650 元起；針灸按時間長短有 1000 元至 4000 元不等，方興未艾的順勢療法除了錠劑需要付費購買，最主要的收費還是在於諮詢時間，最短從新台幣 1500 元起算。

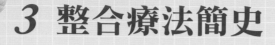

3 整合療法簡史

　　我們對於非主流的另類療法的認識，大多來自於古代印度、中國、希臘、羅馬及埃及人的文字記載。這些古文明都是當世醫藥的發源地，不僅有實務經驗，更熱切地記載成文字流傳下來。當軍隊和旅人行經世界各地時，他們的醫療技術、使用的藥草及其他醫療形式也隨之傳播各地。旅途中所遭遇的各種醫療經驗使這些療法更趨完備，並得以進一步發展及修正。如今有許多源於世界各地的不同療法可供我們自行選擇。

時間	療法
西元前 3000 年	芳香療法、中藥、療癒（Healing）。
西元前 2300 年	西方藥草學係由古代埃及人、希臘人和後來的羅馬人發明且發展。
西元前 1000 年	起源自印度文明和哲學的印度式草蘇療法。
西元前 460–377	希波克拉底被尊為西方醫學之父，其醫學基礎理論提倡「自然治療之能」，即人類與生俱來，由大自然賜與的自癒能力，這是自然療法的核心思想。
西元前 370 年	營養療法：從以藥草為基礎的傳統精神療法中發展出來。

1700 年	順勢療法的創始人是德國醫師赫尼曼。催眠療法係由奧國人梅斯瑪構想發展出來。
1712 ～ 1778 年	哲學家盧梭主張「回歸自然」的思想，被後世的自然療法醫學稱為「自然療法的精神領袖」。
1726 ～ 1836 年	胡費蘭（Hufeland）曾作為普魯士的皇室醫師，其先進的概念盡在其 1796 年的著作《長壽法門》中，在德國被尊崇為繼希波克拉底後又一傑出的「整合概念」醫師。
1734 ～ 1815 年	18 世紀的「麥斯麥術」（Mesmerism）可說是催眠療法的古代版，由維也納醫師麥斯麥發現。
1755 ～ 1846 年	德國人赫尼曼基於「以類治類」的自然治療概念發展一套不同的治療方法，為後世的自然療法開創了「同類療法」「順勢療法」這個重要的派別。
1800 年	自然療法起源於德國，由普萊斯尼茲所創立。
1795 ～ 1860 年	英國醫師布雷德從生理學的角度闡釋此術，另創 Neuro-hyponology 一詞，後演化為「催眠」（Hypnotize）「麥斯麥術」改稱為「布雷德術」（Braidism）。
1799 ～ 1851 年	普力森尼茲（Priessnitz）以冷水為中心的水療方法，被尊稱為「水療之父」，連拿破崙三世也成為他的病人之一。
1800 ～ 1880 年	赫林（Hering）提出病人康復期間，偶然出現「好轉反應」，這就是身體免疫機制的自癒過程。
1823 ～ 1906 年	Rikli 被稱為「陽光醫生」，率先提倡「大氣療法」（Atmospheric Care）透過將人體暴露於陽光、空氣及不同氣候下，強化病人體質，治療各種疾病。
1823 ～ 1926 年	勃革（Berg）推動素食療法。

1826 ～ 1911 年	匈牙利醫生 Peczely 比撒里啟發了近代虹膜學系統發展，自然療法醫師都樂於使用作為對病人的初步診斷。
1849 年	巴伐利亞人 Gleich 首先創造「自然治療」（Naturheikunde）這個新字彙，並提出「水療」研究而來的自然醫學理論。
1850 ～ 1924 年	Schweninjer 摒棄對抗手段，以綜合的自然治療手法（整合自然療法），成功治療消除俾斯麥（德國著名鐵血宰相）身體的痛苦。
1859 ～ 1936 年	Just 深受盧梭「回歸自然」的啟發，於 1896 年開設 Jungborn（有健康勝地、教授自然治療及生活之地、青春之泉等意涵）。
1860 ～ 1905 年	Lehmann 成功帶領自然療法與科技結合，且為現代健康補充劑的開發先驅。他在 1888 年在德勒斯登附近的度假勝地 Weiser Hirsch 建立療養院，而且目標清晰的標示：這療養院不是一個養護（care）的地方，而是一個治癒（Cure）之地。
1872 ～ 1945 年	Benedict Lust 被譽為美國自然療法之父。
1874 年	整骨療法是於 1874 年由史迪爾博士創建的。
1892 年	John Scheel 夫婦發明 Naturopathy 這個字，乃結合 Nature care 與 Homeopathy 二字而來。
1895 年	脊椎療法又名手療法或整脊法。
1900 年	反射區指壓療法、姿勢自療法。整合醫學一詞開始頻繁出現，它的出現是為了改變醫學的導向，從疾病為本轉換為以療癒為主的醫學系統，並且容納許多另類醫學、輔助醫學、自然醫學。

1901 年	Lust 於紐約成立自然療法教育機構「美國自然療法學院」。
1902 年	成立美國自然療法組織，簡稱 ANA。
1904 年	奧圖醫生（Dr.Otto Carque）首次開始教授虹膜學。
1907 年	蘇茲博士（Dr.Carl Schulty）于美西洛杉磯成立第一所自然醫學研究所。
1909 年	美西加州州政府首次頒發自然醫師執照。
1927 年	德國柏林出現第一間正式以「自然療法」作為醫療和研究重心的醫院—The Priessmitz Hospital。
1930 年	是由一名順勢療法治療師兼細菌學家巴哈所創立。
1980 年	美國自然療法醫師協會成立。

製表：胡宗明

 ## 另類療法在台灣

1965 年	日本中谷義雄的良導絡（ARDK）引進台灣，但未受到醫學界重視。
1970 年	西德傅爾電針的觀念引進台灣，未造成影響。
1981 年	台灣榮總針灸科鐘傑開始對良導絡、傅爾皮節儀和同類療法產生興趣，開始以中國醫學的思想體系加以整合，開創了台灣能量醫學的雛形，並創用「生物電能」一詞。
1982 年	崔玖博士邀請比利時人安徒加佛龍來台介紹克里安能量場攝影診斷，正式引進能量攝影技術。 反射學在台灣復甦，國際若石健康研究會成立。

1983 年	西德舒茲醫師來台介紹傅爾電針皮節儀，再次正式引進傅爾電針。
1984 年	能量醫學一詞在台灣由鍾傑教授提出使用，並定「秦」為生物能的測量單位。
1985 年	美國唐肆文醫師來台介紹傅爾電針與同類療法之結合應用成立生物能學會。
1986 年	設計出「秦值測量儀」綜合了傅爾電針及良導絡等儀器的設計理論。
1988 年	ARDK 經絡診斷儀正式引進台灣。
1990 年	財團法人國際醫學基金會在台北成立並籌組多元性診所（例如圓山診所）。
1993 年	中華民國能量醫學會正式成立。 中華生命科學發展協會成立。 中華生命電磁科學會成立。
1996 年	楊奇峰醫師自德國引進美籍匈牙利人 Nelson 博士的量子生物信息測定儀（QxCi），同時順勢醫學的觀念也開始走向臨床應用。
2000 年	楊緯謙醫師等人成立順勢健康法推廣協會。
2002 年	Bioliving 哈納門團隊成立，將法國 BOIRON 順勢藥物藥廠正式引進台灣。
2005 年	國際中醫師蘇永安以 CLE 能量水的研究，在德國海德堡國際信息能量醫學大會中，受到肯定與重視，Taiwan's Energy Water 引起眾多國際權威學者的關注。

製表：胡宗明

醫生教你這樣**養生**
360°身心靈整合療法

Appendix
附 錄

附錄1 治癒身心靈檢測表

　　以下是一個簡單的身心靈自我狀態檢測表，您可以如同量血壓一般每隔一段時間為自己的身心狀態做一次全方位的檢查。

問題	有	沒有	參考本書篇章
覺得前途茫茫？			**Chapter2** 1 巴哈花精療法
腦中不自覺浮出自殺的念頭嗎？			2 芳香療法
家中有重症病人需要照顧？			3 催眠 4 療癒
近期有親友過世？			**Chapter3** 8-1 生命靈數精油
睡眠品質很不好？			**Chapter1**
覺得脖子很緊？			1 經絡與針灸療法
害怕獨處？			2 反射區指壓療法 4 中藥
容易感到緊張？			5 自然療法
經常感冒？			6 順勢療法
變天時身體立刻感到不舒服？			7 印度阿育吠陀療 　法與瑜珈療法
嘴唇的疱疹一再重複發作嗎？			8 營養療法
在有空調的地方工作嗎？			9 微量礦物質元素
早上起床速度太快會頭昏眼花？			**Chapter3** 7 自律神經功能的
早上就感到特別累嗎？			檢測法
早上喉嚨沙啞或有痰堵住嗎？			
天氣變化時會頭痛？			
正懷孕或哺乳期嗎？			
經前乳房會脹大？			
感情脆弱並常流淚嗎？			

正處在更年期，並且為熱潮紅感到困擾中？		
經常脹氣、便祕、腹部痙攣或腹瀉嗎？		
常常在半夜 1 ～ 3 點醒過來嗎？		
午餐後您就感到疲勞並需要午睡嗎？		
以前酒量不錯但現在難以忍受兩杯葡萄酒或兩瓶啤酒嗎？		
一經碰撞馬上就出現瘀血嗎？		
腸胃較為敏感，一緊張就拉肚子？		
常有小腿肚抽搐？		
每週吃三次以上速食嗎？		
服用氣喘藥、血壓藥、心臟藥或精神病藥物嗎？		**Chapter1** 10 螯合療法
有濕疹、皮膚炎或食物過敏症嗎？		**Chapter2** 5-4 音樂處方
生過帶狀疱疹（皮蛇）嗎？		**Chapter3**
有糖尿病？		2 經絡儀與穴位檢 測儀
有高血壓？		3 量子重力能量檢 測儀
得過癌症嗎？		4 核磁光波共振儀
頸部淋巴結腫大（大脖子）嗎？		5 虹膜儀檢測
儘管睡了 11 個小時以上，卻還是感覺不夠？		
您的肌肉說不出什麼原因而無力或疼痛？		

　　當人處在上述這些狀態中，身心都容易感到疲憊。當您在盤點自己的狀況發現符合的情形時，除了採行本書所介紹的各種整合療法以外，更應當檢討並調整生活作息，畢竟疾病不是一日造成，透過檢查、調整、回復等一連串的循環，才能持續擁有健康完整的身心狀態。

作者	書名	出版社 & 出版時間
何逸僊	整體醫學	華杏圖書有限公司 2004 年 1 月
何逸僊	生物能量信息醫學	東西整合醫學中心 2006 年 10 月
台灣順勢醫學會	什麼是順勢醫學	
伊莉莎白・布朗	遠離藥物的另類療法	台灣麥克 1999 年 7 月
葉明功	服用中藥"小撇步":第一步:如何選對、吃對中藥	
茱蒂・霍華	巴哈花精階段學習手冊	中永實業股份有限公司 1999 年 9 月
屠俊	醫療之母—阿育吠陀醫學	
陳思廷	關於順勢療法 (Homeopathy)	
安東羅瑞爾	何謂順勢療法	
吳欣欣	自然療法的選擇	聯合出版有限公司 2007 年 2 月
Michael Streeter	催眠—心靈的祕密	合記圖書出版社 2005 年 9 月
廖閱鵬	催眠聖經—啟動你的內在潛能	如何出版社有限公司 2002 年 10 月
鍾傑	能量醫學在台灣	
李家雄	經絡診治	大冠出版社 2003 年 8 月
芭芭拉・希洛	藍道瑪音樂頻譜療法	德陽出版社 2012 年 1 月
張永賢	中醫現代化—現代中醫診療輔助儀器研發	2013 年 3 月 17 日
胡宗明	整合及輔助療法入門寶典	白象文化事業有限公司 2014 年 9 月
賴正國	經絡檢測圖表分析,通曉人體健康狀態	2016 年 3 月 21 日

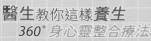

產品名稱	諮詢處	聯絡方式	
生命靈數精油 脈輪精油 十二經絡精油 醫學共振音樂 CD 等	舒活工坊	花蓮市中美 15 街 53 號 0934-335-130 陳淑老師 (03)822-4133	
傳統整復推拿 自然醫學檢測	信彰中醫診所 孫明豪醫師	(03)485-4006	
中醫 中藥	李家雄中醫診所	台北市中正區金山南路 一段 121 號 3 樓 (02)2392-7123	
順勢療法 花精療法 能量醫學檢測	東西診所	台北市敦化南路一段 259 號 2 樓 (02)2706-0216	
	完全優診所	台北市南京東路三段 303 巷 6 弄 11 號 1F (02)6600-9143	
巴哈花精	佛化人生	台北市羅斯福路三段 325 號 6 樓之 4 (02)2363-2489	
整骨療法一足弓墊	瑞智能量科技有限公司	花蓮縣吉安鄉和平路 一段 85 號 (03)835-8199	

 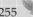

營養療法	歐士比國際行銷股份有限公司	新北市新莊郵政 8 之 18 號信箱	
催眠	廖閱鵬	苗栗縣竹南鎮國采街 72 巷 8 號 4 樓 (037) 552-070	
	陳一德	台中市西區 403 建國路 21-1 號一樓 (04)2229-2088	
PowerAVS 氣場儀	SYSTORM	台北市大安區光復南路 666 號 1F (02)2708-9123	
經絡檢測儀	上醫經絡道 PHCS	台北市內湖區行忠路 2 號 7 樓 (02)2795-6996	
自律神經檢測	旺三豐生技股份有限公司	新北市中和區建一路 93 巷 3 號 2 樓 (02)2228-8011	
IFEEL 核磁光波共振儀	梵哲亞生物科技有限公司	(02)2567-7190